婴幼儿托育、教育与保育精品教材

婴幼儿营养与膳食管理

主审　葛小琴

主编　吴小亚　李红兵　滕菲菲

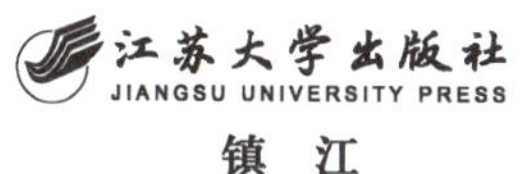

镇　江

内容提要

本书主要介绍婴幼儿营养与膳食管理的相关知识，旨在帮助学生系统地掌握婴幼儿营养与膳食管理的基本知识，并熟练运用所学知识解决实际问题。本书内容充实且实用，包括绪论，以及婴幼儿的营养需求、婴幼儿常见食物的营养价值及其保留方法、婴幼儿食谱制定与膳食搭配制作管理、婴幼儿膳食安全管理、婴幼儿膳食习惯管理、婴幼儿常见营养性疾病的膳食管理和婴幼儿营养状况评估 7 个项目。

本书结构编排合理，内容深入浅出、系统全面，语言通俗易懂，并配有典型案例，集实用性、指导性、操作性于一体，可作为职业院校婴幼儿托育、教育与保育类专业的教材。

图书在版编目（CIP）数据

婴幼儿营养与膳食管理 / 吴小亚，李红兵，滕菲菲主编. -- 镇江 : 江苏大学出版社，2024.2
ISBN 978-7-5684-2112-6

Ⅰ. ①婴… Ⅱ. ①吴… ②李… ③滕… Ⅲ. ①婴幼儿－营养卫生②婴幼儿－食谱 Ⅳ. ①R153.2②TS972.162

中国国家版本馆 CIP 数据核字(2024)第 052345 号

婴幼儿营养与膳食管理
Ying-you'er Yingyang Yu Shanshi Guanli

主　　编 / 吴小亚　李红兵　滕菲菲
责任编辑 / 张　平
出版发行 / 江苏大学出版社
地　　址 / 江苏省镇江市京口区学府路 301 号（邮编：212013）
电　　话 / 0511-84446464（传真）
网　　址 / http://press.ujs.edu.cn
排　　版 / 三河市悦鑫印务有限公司
印　　刷 / 三河市悦鑫印务有限公司
开　　本 / 787 mm×1 092 mm　1/16
印　　张 / 11.75
字　　数 / 271 千字
版　　次 / 2024 年 2 月第 1 版
印　　次 / 2024 年 2 月第 1 次印刷
书　　号 / ISBN 978-7-5684-2112-6
定　　价 / 39.80 元

如有印装质量问题请与本社营销部联系（电话：0511-84440882）

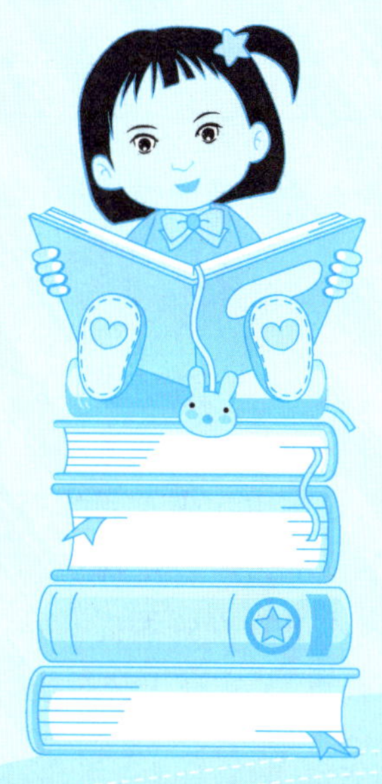

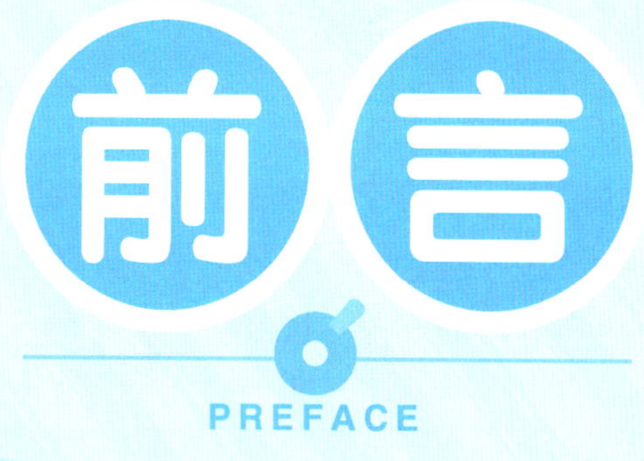

前言

PREFACE

婴幼儿时期是人一生中身体和大脑生长发育的关键时期，在这一时期开展科学的营养与膳食管理，不仅对婴幼儿的体格生长和功能成熟有不可替代的作用，而且对婴幼儿的未来健康状况和能力发展至关重要。2021 年 9 月，国务院办公厅发布《中国儿童发展纲要（2021—2030 年）》（以下简称《纲要》）。《纲要》强调改善儿童营养状况，要做到：关注儿童生命早期 1 000 天营养；实施母乳喂养促进行动；普及为 6 月龄以上儿童合理添加辅食的知识技能；开展儿童生长发育监测和评价，加强个性化营养指导，保障儿童营养充足；加强食育教育，引导科学均衡饮食、吃动平衡，预防控制儿童超重和肥胖；加强学校、幼儿园、托育机构的营养健康教育和膳食指导。

鉴于此，我们编写了这本《婴幼儿营养与膳食管理》，旨在帮助学生提高婴幼儿营养与膳食管理技能，引导学生掌握科学的婴幼儿营养观与婴幼儿膳食观、树立关爱婴幼儿身心健康发展的意识，从而为婴幼儿提供更为全面、专业的婴幼儿营养与膳食管理服务，促进婴幼儿托育服务行业的高水平发展。

总体而言，本书主要具有以下几个特色。

本书特色

一、立德树人，铸魂育人

党的二十大报告指出：“育人的根本在于立德。”为落实立德树人根本任务，培养“以德为先，德才兼备”的中国特色社会主义事业建设者和接班人，本书以润物细无声的方式对学生进行素质教育，帮助学生树立正确的人生观、世界观、价值观。例如，每个项目提出“素质目标”，引导学生有意识地加强综合素质；正文穿插“营养之光”“榜样人物”等模块，旨在展现婴幼儿营养与膳食管理领域的相关历史、先进人物事迹等，将职业素养有机融入教材中，以激励学生未来在婴幼儿营养与膳食管理领域深耕细作，为持续优化婴幼儿的健康水平做出贡献。

二、校企联动，职业引领

本书由多位一线骨干教师和长期在一线工作的从业人员协作编写，且多家托育机构及相关企业在本书编写过程中提供了有力支持。在编写本书的过程中，编者充分考虑教学大纲的要求与岗位需求，深入探讨专业育人目标和学生的学习能力，以确保本书内容既能满足行业的人才需求，也能适应学生的认知水平。此外，本书特别强调提升学生的实际应用能力，旨在打通学校课程教学和工作衔接的“最后一公里”，实现无缝对接。

三、全新理念，全新形式

在编写本书时，我们始终遵循“必需、够用、实用”的原则，力求做到结构系统合理、理论简洁清晰、训练实用丰富，扎扎实实地提高学生的学习和实践能力。

具体来说，本书采用“项目—探索”的编写模式，每个项目均由学习目标、项目导入、知识讲解、实战演练、学思践悟、项目评价等六大板块组成。

- **学习目标：**列明学生学完本项目后应达到的知识要求与能力要求，以及应实现的素质目标，以便学生明确学习方向。
- **项目导入：**设计贴近实际生活的模拟情景，并通过“请思考”引导学生感知实际婴幼儿营养与膳食管理工作中可能遇到的各种问题，使学生带着问题学习。
- **知识讲解：**以“实用为主、够用为度”为原则进行知识讲解，语言精练、要点突出，逐步深化知识点，以满足学生不断深化的学习需求。此外，正文还通过穿插各种模块，如“讨论室”“知识扩容库”“小贴士”等，帮助学生从不同角度理解、掌握所学知识，同时拓宽学生的知识面。
- **实战演练：**设置不定项选择题、填空题、判断题和简答题，考查学生对相关知识的掌握程度，帮助学生查漏补缺。
- **学思践悟：**设置“项目实践”“回忆与总结”和“学习感悟”，旨在通过各种实践活动引导学生自主探究、开拓思维；通过与正文内容相关的回忆与总结问题，帮助学生串联知识；通过对整个项目的学习感悟，协助学生提升学习技能，以全面提升学生婴幼儿营养与膳食管理的能力，真正做到学以致用。
- **项目评价：**从知识与技能、过程与方法、综合素养三个方面对学生的综合能力进行考核，使学生能够获得自身学习情况的反馈信息，进而针对性地改进和提升自己。

四、平台支撑，资源丰富

本书配有丰富的数字资源，读者可以借助手机或其他移动设备扫描二维码观看微课视频，也可以登录文旌综合教育平台“文旌课堂”查看和下载本书配套资源，如教学课件、课后习题答案等。读者在学习过程中有任何疑问，都可以登录该平台寻求帮助。

此外，本书还提供了在线题库，支持“教学作业，一键发布”，教师只需通过微信或“文旌课堂”App扫描扉页二维码，即可迅速选题、一键发布、智能批改，并查看学生的作业分析报告，提高教学效率、提升教学体验。学生可在线完成作业，巩固所学知识，提高学习效率。

本书由葛小琴担任主审，吴小亚、李红兵、滕菲菲担任主编，邓友萍、刘玉婷、成恋、欧阳叶、罗涛、曹奕担任副主编。由于编者水平有限，书中难免存在疏漏和不妥之处，诚请广大读者批评指正。

特别说明：

（1）本书在编写过程中，参考了大量资料并引用了部分文章和图片。这些引用的资料大部分已获授权，但由于部分注明来源的资料来自网络，我们暂时无法联系到原作者。对此，我们深表歉意，并欢迎原作者随时与我们联系，我们将按规定支付稿酬。

（2）本书所选案例均来源于真实事件，但为了避免引起误会，部分人物使用了化名。

（3）本书没有注明资料来源的案例均为编者根据真实事件改编。

本书配套资源下载网址和联系方式

网址：https://www.wenjingketang.com

电话：400-117-9835

邮箱：book@wenjingketang.com

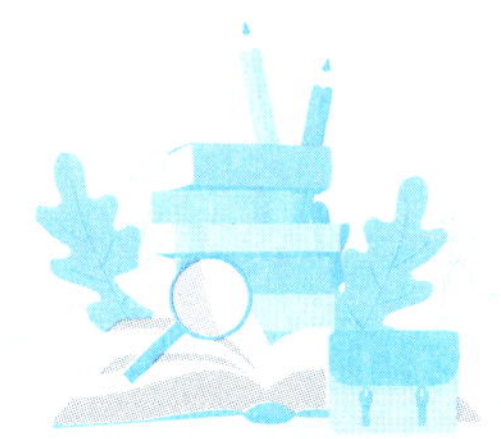

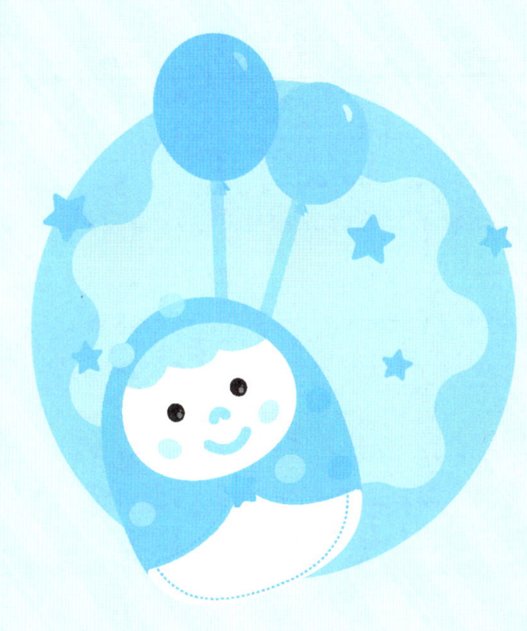

目录

CONTENTS

绪　论

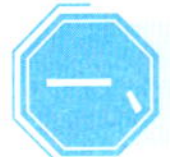营养与膳食管理的相关概念

（一）营养与营养管理的概念

1．营养

营养是指机体摄取食物，通过消化、吸收、代谢、排泄等生理活动，利用食物中的有益物质，来构建组织器官、调节各种生理功能、维持正常生长发育和防病保健的过程。

2．营养管理

营养管理是指应用现代医学、营养学及管理学的理论、技术和方法，对个体或群体的营养状况及其影响因素进行全面监测、分析、评估和有效干预的过程。

（二）膳食与膳食管理的概念

1．膳食

膳食是指人类日常吃的饭和菜。

2．膳食管理

膳食管理是指根据个体的身体情况选择合理的膳食、制订科学的膳食计划，以达到合理营养、维持健康和防治疾病等目的的过程。

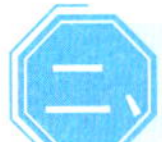婴幼儿营养与膳食管理的意义

科学、规范的婴幼儿营养与膳食管理，是保证婴幼儿正常生长发育、促进婴幼儿健康成长的基础。

（一）促进婴幼儿体格生长

婴幼儿的体格生长速度较快，基础代谢率高，活动量大，对能量和各种营养素的需求较高。如果营养供给不足或比例失调，就会影响婴幼儿的体格生长，严重的营养缺乏还可导致一些营养性疾病，如缺铁性贫血、佝偻病等。科学、规范的营养与膳食管理能为婴幼儿提供充足的能量和种类齐全、比例得当的营养素，促进其体格生长，保证其健康成长。

（二）促进婴幼儿大脑及其功能的发育

婴幼儿的大脑发育迅速，6 岁时大脑的重量已基本达到成人水平。同时随着大脑的发育，婴幼儿的脑功能也逐渐完善。大脑的发育与蛋白质、脂肪、矿物质、维生素等的摄入量密切相关。科学、规范的营养与膳食管理能为婴幼儿的大脑发育提供丰富的营养，进而有助于注意力、记忆力及智力等脑功能的完善，可为其以后的学习和发展打下坚实的基础。

（三）有利于婴幼儿养成良好的饮食习惯

科学、规范的营养与膳食管理能使婴幼儿接受多样化的食物，保证营养摄入全面，并养成不挑食、不偏食的好习惯；能合理安排婴幼儿的饮食量，保证营养摄入均衡，使婴幼儿不暴食、不偏食；同时，还能影响婴幼儿成年后的膳食模式，使其受益终身。

三、不同时期婴幼儿营养与膳食管理的要点

（一）婴儿期营养与膳食管理的要点

从出生起到满 1 周岁称为婴儿期，这是胎儿脱离母体独立生存并逐渐适应外界环境的时期，也是出生后生长发育最迅速的时期。婴儿对营养的需求量相对较大，但消化吸收功能尚未发育完善，且机体与外界环境之间尚未很好地相互适应、相互平衡，因此，婴儿期的营养与膳食管理应特别注意婴儿的生长发育特点、消化能力和营养需求，以母乳喂养为根本，适时引入种类、数量和形状均适宜的食物作为母乳的补充，以保证婴儿健康成长。例如，婴儿期是人体免疫系统发育的关键阶段，除了依赖母乳中提供的抗体外，还需注意补充合适的营养素，如维生素 D、铁等，以保证婴幼儿免疫系统的正常发育。

（二）幼儿期营养与膳食管理的要点

本书所说的幼儿期是指从 1 周岁起至满 3 周岁的这一时期。幼儿的生长发育速度较婴儿略微放缓，但仍处于生长发育的重要阶段，且消化系统的功能也尚未完善，对营养的需求仍然较高。同时，幼儿期也是完成断乳、膳食结构逐渐向成人过渡的时期。因此，幼儿期营养与膳食管理应合理选择和搭配食物，防范幼儿出现食物过敏、营养不良、消化功能紊乱等情况。此外，幼儿的感知觉、认知和行为能力也在不断发展，可以逐渐认识食物并掌握自主进食的技能。所以，这一时期还应根据幼儿的生理、心理特点，在继续引入新食物的基础上加强营养教育，鼓励幼儿自主进食，培养幼儿良好的膳食习惯，以为其儿童期、青少年期甚至成年期的健康打下坚实的基础。

项目一

婴幼儿的营养需求

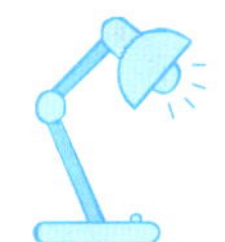

学习目标

知识目标

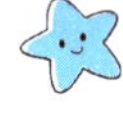 了解营养素的种类、各类营养素的定义、能量单位与能量系数、婴幼儿的能量消耗途径。

 熟悉膳食营养素参考摄入量的内容，各类营养素的分类、功能、吸收及其影响因素，以及食物来源等内容。

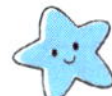 掌握婴幼儿膳食能量需求量和各类营养素的参考摄入量。

技能目标

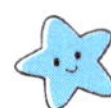 能够对婴幼儿能量和各类营养素的摄入做出针对性的指导。

素质目标

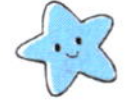 培养探索婴幼儿营养需求相关知识的兴趣。

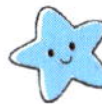 通过学习我国科研人员针对中国人营养学领域不断开拓创新的事迹，树立为保障婴幼儿的营养需求贡献自己一份力量的信念。

项目导入

小孙是某校婴幼儿托育服务与管理专业的学生，早在刚入学时，她便做好了今后的职业生涯规划——进入当地一家知名的婴幼儿托育机构担任营养师。因此，小孙对“婴幼儿营养与膳食管理”这门课程格外上心。

近日，学校附近新开了一家婴幼儿营养指导中心，对婴幼儿营养这一领域感兴趣的小孙便利用课余时间去听了一次该指导中心举办的宣讲课。课上，指导中心的工作人员大力宣传自家的婴幼儿营养套餐，从食物选用到烹饪方法，方方面面都说得天花乱坠。同时该中心的工作人员还宣称，自家的套餐可以完全满足婴幼儿的营养需求，不需要父母再费心额外准备食物。但是这个营养套餐真的能满足婴幼儿的营养需求吗？小孙对此产生了疑问。宣讲课后，小孙从工作人员那里要了一份带有一日食谱的宣传广告页，打算确认一下这份食谱能否为婴幼儿提供足够的能量与营养素。

为了弄清这一问题，小孙带着食谱找到了“婴幼儿营养与膳食管理”的任课教师李老师。在李老师的帮助下，小孙计算了这份食谱中能量和各营养素的含量，发现其中蛋白质的含量不能满足婴幼儿的需要。鉴于蛋白质对婴幼儿生长发育的重要作用，小孙和李老师将这份广告页与小孙计算的结果作为证据，一并提交给了当地的市场监督管理部门。当地市场监督管理部门查证后，对这家婴幼儿营养指导中心做出了相应的处罚。

经历这一事件后，小孙更加坚定了自己进入婴幼儿营养领域工作的决心。此外，为了提高附近社区内新手爸妈对婴幼儿营养的认知水平，小孙还邀请李老师到社区开展了一次关于婴幼儿营养需求的讲座。

请思考：

（1）什么是能量？什么是营养素？能量和营养素对婴幼儿的生长发育起着怎样的作用？

（2）婴幼儿对能量和各种营养素的需要量各是多少？

（3）婴幼儿从哪些食物中可以获取能量和各种营养素？

探索一 营养素与膳食营养素参考摄入量

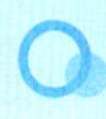

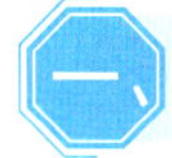

一、营养素

能够维持人体正常生理功能、生命活动和生长发育的物质称为营养素。目前已知的人体所必需的营养素有 40 余种，可分为蛋白质、脂类、碳水化合物、矿物质、维生素、水和膳食纤维七大类。

其中，蛋白质、脂类和碳水化合物在人体内的代谢过程中均可以释放能量，故称为产能营养素；矿物质、维生素、水和膳食纤维在人体内不能释放能量，故称为非产能营养素。此外，如果从人体对营养素的需要量及营养素在食物中所占比例的角度来看，人体对蛋白质、脂类和碳水化合物的需要量较大，且这三类营养素在食物中所占比例较大，故这三类营养素又称宏量营养素；相反，人体需要量及在食物中所占比例较小的矿物质和维生素，则称为微量营养素。

二、膳食营养素参考摄入量

膳食营养素参考摄入量是指一组每日平均膳食营养素摄入量的参考值，包括平均需要量（eatimated average requirement, EAR）、推荐摄入量（recommended nutrients intakes, RNI）、适宜摄入量（adequate intake, AI）和可耐受最高摄入量（tolerable upper intake level, UL）四项。

（一）平均需要量

平均需要量是指群体中各个体对某一营养素需要量的平均值。它只能满足某一特定性别、年龄及生理状况的群体中 50% 的个体对某一营养素的需求，而不能满足另外 50% 的个体对该营养素的需求。

（二）推荐摄入量

推荐摄入量是指以平均需要量为基础二次制定的，可以满足某一特定性别、年龄及生理状况的群体中绝大多数（97%～98%）个体对某一营养素需要的摄入参考值。长期以推荐摄入量摄入某一营养素，既可以满足人体对该营养素的需求，也有助于维持人体对该营养素的储备。

（三）适宜摄入量

当某种营养素个体需要的研究资料不足，导致无法计算该营养素的平均需要量，进而无法给出该营养素的推荐摄入量时，通常用适宜摄入量来代替推荐摄入量。适宜摄入量是指通过观察或实验获得的健康群体对某一营养素的摄入参考值。

（四）可耐受最高摄入量

可耐受最高摄入量是指平均每日摄取某一营养素的最高量。可耐受最高摄入量的意义是当实际摄入量等于或小于这一最高量时，几乎群体中的所有个体都不会产生毒副作用；但当实际摄入量超过可耐受最高摄入量时，发生毒副作用的危险性就会大大增加。

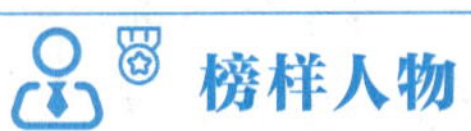
榜样人物

苏祖斐：中国儿童营养学之母

苏祖斐（1898—1998），儿科专家、儿童营养学家、医学教育家，参与创建了中国第一家儿童专科医院、第一所儿童营养研究室，是我国儿科事业的先驱者、儿童营养学之母。

1898 年，苏祖斐出生于上海一户教育世家。因幼时目睹家人饱受病痛困扰，苏祖斐立志学医，并先后获得了沪江大学（现为上海理工大学）的理学学士学位和北京协和医学院的博士学位。

博士毕业后，苏祖斐留在北京协和医院成为儿科住院医师。工作期间，她特别重视儿童的营养问题，并在临床、教学和科研工作中始终把儿童营养作为自己工作的重点。1933 年，她撰写《儿童营养》一书，向社会大众宣传儿童营养知识，该书出版后极受欢迎，数次再版。

1934 年，苏祖斐受邀南下，前往湖南长沙担任湘雅医院儿科主任。彼时，湘雅医院儿科刚刚成立，条件极为艰苦，但她不畏艰辛、尽己所能，为控制当时肆虐的儿童脑膜炎开展了大量工作，并为该医院培养了许多优秀的儿科医生。

1937 年，苏祖斐目睹上海难民收容所内儿童疾病丛生、大量惨死的景象后，便毅然放弃了原定的赴美进修的机会，留下来为难童服务。她与儿科专家富文寿共同创办了上海难童医院，并担任医务主任。1940 年，苏祖斐与富文寿聘请上海知名人士组织董事会，改组医院，成立了上海儿童医院，这是中国第一家儿童专科医院。

苏祖斐对儿童营养问题一直十分关注并进行了相应的研究。1961 年，苏祖斐首创用鲜鱼蛋白代替乳类喂养婴儿，并获得成功。此外，她还将鱼蛋白粉用于治疗营养不良的婴儿，也取得了显著的疗效。1964 年，苏祖斐主编出版了《实用儿科营养学》一书，该书是我国第一部系统、完整地介绍儿童营养学的权威性著作，奠定了我国现代儿童营养学发展的基础。

1978 年，苏祖斐创立了我国第一个儿童营养研究室，并相继开展了母乳喂养调查、代乳品研制、儿童营养供给量标准、两岁以下婴幼儿的营养与疾病等课题的研究。

1998年，苏祖斐安然辞世。她将一生的时光都献给了祖国的医疗事业，为中国儿童医疗和营养事业的发展做出了卓越贡献。

资料来源：肖睿，《苏祖斐：中国儿童营养学之母》，中国妇女网，2022年5月10日，有改动

探索二 婴幼儿的能量需求

一切生物都需要能量来维持生命活动，人主要通过食物来获取能量。食物提供的营养素是人体的能量源泉，三大产能营养素在人体内通过酶的作用进行生物氧化来释放能量，以维持人体正常的生理活动。能量不等同于营养素，它只是营养素的产物，人体从食物中获得营养素，又从营养素中获得能量。为方便表述和理解，本探索内容只涉及能量相关知识，有关三大产能营养素的内容将在后续探索中展开。

一、能量单位与能量系数

（一）能量单位

营养学界普遍将千卡作为能量的单位，单位符号为kcal，但国际上通用的能量单位为焦耳（J）、千焦耳（kJ）、兆焦耳（MJ），它们之间的换算关系如下：

1 MJ＝1 000 kJ，1 kJ＝1 000 J；

1 kcal＝4.184 kJ，1 kJ＝0.239 kcal；

1 000 kcal＝4.184 MJ，1 MJ＝239 kcal。

（二）能量系数

单位重量的产能营养素在人体内进行生物氧化时所产生的能量值，称为该营养素的能量系数。蛋白质、脂肪和碳水化合物的能量系数分别为16.7 kJ/g（4 kcal/g）、37.6 kJ/g（9 kcal/g）和16.7 kJ/g（4 kcal/g）。

二、婴幼儿的能量消耗途径

健康状态下，婴幼儿的能量消耗途径有5种，分别是基础代谢、活动、生长发育、食物热效应和排泄丢失。

（一）基础代谢

基础代谢是指在清醒、静卧、肌肉放松、无精神紧张、空腹（至少禁食 12 h）的状态下，在安静、20～25℃的环境中，人体为维持基本生命活动所进行的能量代谢。在单位时间内，人体每平方米体表面积基础代谢所消耗的能量称为基础代谢率。

能够影响基础代谢的因素有很多，如年龄、性别等。在人的一生中，婴幼儿时期是基础代谢最高的时期，平均每日因基础代谢而消耗的能量为 55 kcal/kg，占每日能量总消耗的 60% 左右。此外，人体内各器官的能量消耗与器官大小和功能有关，例如，婴幼儿脑与肝的基础代谢能量消耗占基础代谢能量消耗总量的 60% 左右。

（二）活动

活动时的能量消耗与体重、活动强度、活动持续时间和活动类型等因素密切相关，且波动范围较大。一般情况下，1 岁左右的婴幼儿每日活动的能量消耗为 62.8～81.7 kJ/kg（15～20 kcal/kg），但好动多哭的婴幼儿每日活动的能量消耗可为上述数值的 2～3 倍，安静少哭的婴幼儿每日活动的能量消耗则几乎减半。

（三）生长发育

生长发育能量消耗是婴幼儿特有的能量消耗途径，体格生长、器官体积增大和功能发育成熟都需要消耗能量，且能量的消耗量与生长发育的速度成正比，即生长发育速度越快，消耗的能量越多。具体来说，在婴幼儿出生后的前 12 个月内，生长发育的能量消耗约占能量消耗总量的 33%；出生后第 2 年，生长发育的能量消耗约占能量消耗总量的 3%。

（四）食物热效应

食物热效应是指由进食引起的能量消耗额外增加的现象，又称食物特殊动力作用，其产生的原因是胃肠运动和消化系统消化吸收的耗能。这类能量的消耗量与进食的食物种类有关，一般来说，进食混合膳食产生的食物热效应大约占能量消耗总量的 10%。

（五）排泄丢失

食物被消化吸收后的剩余部分和营养素被利用后的代谢产物仍含有能量，从人体内排出后就造成了能量丢失。正常情况下，婴幼儿每日排泄丢失的能量为 8～11 kcal/kg，这部分能量消耗大约占能量消耗总量的 10%。当婴幼儿出现腹泻或肠道功能紊乱等情况时，排泄丢失的能量可能会成倍增加。

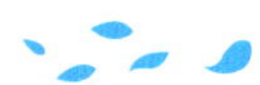

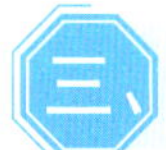

三、婴幼儿膳食能量需要量

婴幼儿的能量需要量应以其能量消耗量为主要依据，同时参考地区和民族的饮食习惯及食物供应情况进行适当的调整。

中国营养学会给出了不同年龄阶段婴幼儿膳食能量需要量，如表 1-1 所示。

表 1-1　婴幼儿膳食能量需要量

年龄/岁	能量需要量	
	男	女
0～	90 kcal/（kg・d）	90 kcal/（kg・d）
0.5～	75 kcal/（kg・d）	75 kcal/（kg・d）
1～	900 kcal/d	800 kcal/d
2～3	1 100 kcal/d	1 000 kcal/d

注：本表给出的数值均为在中等强度身体活动水平下婴幼儿膳食能量需要量。

食物的能量密度

食物的能量密度是指每单位质量食物所含的能量，其与食物中水分和脂肪的含量密切相关：水分含量高，则能量密度低；脂肪含量高，则能量密度高。

婴幼儿生长发育速度较快，对能量的需求也比较高，但婴幼儿的胃容量十分有限，因此可采用提高食物能量密度的方法来弥补其胃容量的不足。例如，同等质量的脂肪所含的能量要高于碳水化合物和蛋白质，因此，在不增加婴幼儿食物的重量和体积的情况下，增加食物中的脂肪含量可减少食物的膨胀性并提高其能量密度（理想的食物能量密度为 1.5～2 kcal/g）。

由此可以看出，在为婴幼儿提供营养时，绝不是从数值上满足婴幼儿的能量需求就“万事大吉”，还必须考虑婴幼儿的实际食物摄入能力。若已经选用高能量密度的食物，但食物量仍然超过婴幼儿的胃容量，应采用多次进食的方式喂养。

探索三　婴幼儿的蛋白质需求

蛋白质是化学结构比较复杂的一类物质，它既是生命的物质基础，也是人体需要的一种重要营养素。正常状态下，蛋白质占体重的16%～20%，并始终处于分解和合成的动态平衡之中，每日更新的蛋白质量占人体内蛋白质总量的3%左右。

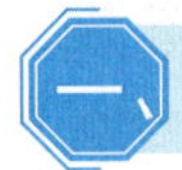

一、蛋白质的组成与分类

（一）蛋白质的组成元素

蛋白质的组成元素主要为碳（50%～55%）、氢（6%～7%）、氧（17%～24%）、氮（13%～19%）、硫（0～4%），某些蛋白质还含有磷、铁、碘、锰和锌等。

由于碳水化合物和脂肪中仅含有碳、氢、氧这三类元素，所以蛋白质是人体摄入氮的唯一来源。蛋白质的平均含氮量约为16%，相当于每6.25 g蛋白质中含有1 g氮。因此，可以根据某种食物中氮的质量来计算该食物蛋白质的百分含量，即每克食物样品中蛋白质的百分含量＝每克食物样品中氮的质量×6.25×100%。

（二）蛋白质的基本构成单位

蛋白质的基本构成单位是氨基酸，氨基酸之间以肽键相连。由于组成蛋白质的氨基酸的种类、数量、排列次序和空间结构千差万别，所以不同蛋白质的功能互不相同。

自然界中的氨基酸有300多种，其中可构成人体蛋白质的氨基酸有20种，这20种氨基酸大致可分为以下三类。

1. 必需氨基酸

必需氨基酸是指人体不能合成或合成量不能满足自身需要，必须从食物中直接获得的氨基酸。婴幼儿的必需氨基酸有9种，分别是苏氨酸、甲硫氨酸、亮氨酸、异亮氨酸、苯丙氨酸、缬氨酸、赖氨酸、色氨酸和组氨酸。

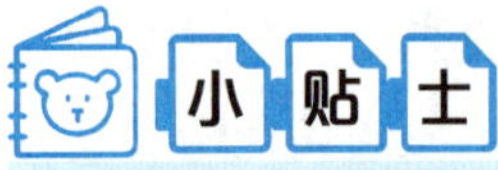

必需氨基酸中还存在一类特殊的氨基酸——限制氨基酸。限制氨基酸是指因自身在食物蛋白质中的相对含量较低，而使其他必需氨基酸在被人体摄入后也不能得到充分利用，进而使食物的蛋白质营养价值整体降低的必需氨基酸。其中，含量最低的限制氨基酸称为第一限制氨基酸，余者类推。植物性食物中，限制氨基酸有赖氨酸、苏氨酸、色氨酸和甲硫氨酸。

2. 条件必需氨基酸

正常人可以自身合成，但在人体创伤、感染及患有某些消耗性疾病的状态下合成不能满足人体需要，而必须从食物中获得的氨基酸，称为条件必需氨基酸。条件必需氨基酸有以下两个特点：① 在合成的过程中用其他氨基酸作为的前体，如半胱氨酸的前体是甲硫氨酸，并且只限于在某些特定的器官合成；② 合成速度有上限，并受机体发育程度和病理生理因素影响。

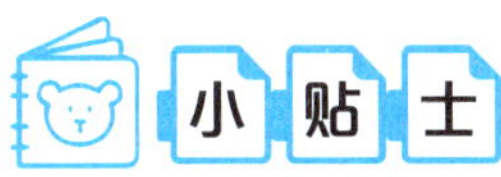

前体是指在代谢或合成过程中，生成某一化合物之前的一个或几个代谢或合成步骤中的一种化合物。

3. 非必需氨基酸

非必需氨基酸是指人体可以合成并能满足自身生理需要，不一定要从食物中直接获得的氨基酸。常见的非必需氨基酸有甘氨酸、天冬氨酸、谷氨酸和精氨酸等。但对于婴幼儿来说，由于其自身合成氨基酸的能力有限，故也需从食物中补充部分非必需氨基酸，如精氨酸。

（二）蛋白质的分类

人体中的蛋白质与各种食物中的蛋白质在必需氨基酸的种类、含量和构成比例上存在差异，营养学中用氨基酸模式来反映这种差异。食物中蛋白质的氨基酸模式与人体中蛋白质的氨基酸模式越接近，其被人体利用的程度就越高，营养价值也就越高。根据营养价值，可将蛋白质分为完全蛋白质、半完全蛋白质和不完全蛋白质。

1. 完全蛋白质

完全蛋白质是指所含的必需氨基酸种类齐全、数量充足、比例适当，既能维持人体生命，也能促进人体生长发育的蛋白质，如乳中的酪蛋白和乳白蛋白、蛋中的卵白蛋白和卵磷蛋白、肉中的白蛋白和肌蛋白，以及大豆中的大豆蛋白等。

2. 半完全蛋白质

半完全蛋白质是指所含的必需氨基酸虽然种类齐全，但存在数量不足或比例不当等问题，可以维持人体生命，但不能促进人体生长发育的蛋白质，如小麦中的麦胶蛋白。

3. 不完全蛋白质

不完全蛋白质是指所含的必需氨基酸种类不齐全，既不能维持人体生命，也不能促进人体生长发育的蛋白质，如玉米中的玉米胶蛋白。

一般来说，动物性食物中的蛋白质所含的必需氨基酸种类齐全且比例适当，与人体中蛋白质的氨基酸模式相似，容易被人体吸收，因而营养价值较高；而植物性食物中的蛋白质所含的必需氨基酸种类不齐全，构成比例与人体中的蛋白质也有较大差异，故营养价值较低，但大豆及其制品除外，这类食物所含的的蛋白质营养价值接近肉类。因此，动物性食物中的蛋白质和大豆及其制品中的蛋白质为优质蛋白。

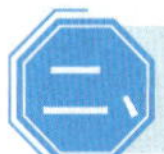

二、蛋白质的功能

（一）构成和修补组织

蛋白质是构成人体的重要成分之一，人体内的各组织和器官均含有蛋白质。例如，人体细胞中除水外，蛋白质约占细胞内物质总量的 80%；心、肝和肾等器官均含有大量的蛋白质；骨骼、牙齿和指（趾）甲内也含有大量的蛋白质；等等。人体生长发育的过程可视为蛋白质不断积累的过程，因此，蛋白质对处于生长发育关键时期的婴幼儿来说十分重要。

此外，人体内的蛋白质始终处于不断分解和合成的状态中，从而使人体的细胞和组织等不断得到修复和更新。例如，人血浆蛋白质的半衰期约为 10 天，肝中大部分蛋白质的半衰期为 1～8 天。因此，只有保证人体每日摄入充足的蛋白质，才能维持体内细胞、组织修复和更新的正常进行，才能促进婴幼儿的生长发育。

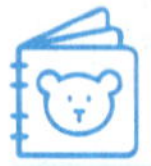

小贴士

蛋白质的半衰期是指蛋白质降解一半所用的时间。这个时间并不是恒定不变的，它与蛋白质的结构、细胞的生理状态等密切相关。

（二）构成具有重要生理作用的物质

蛋白质除构成人体结构外，还可以构成许多具有重要生理作用的物质，如参与机体防御的抗体和补体、催化体内生化反应的酶、调节生长发育和机体代谢的激素等，这些物质对维持机体的生命活动发挥着重要作用。

（三）供给能量

蛋白质是三大产能营养素之一，当机体需要时，蛋白质可氧化分解释放能量。但是，由于蛋白质供给能量的作用可以由碳水化合物和脂肪代替，因此供给能量只是蛋白质的次要功能。

讨论室

某研究员从某欠发达地区随机选取了150名6～24月龄的婴幼儿作为研究对象开展试验：每日在这些婴幼儿的常规饮食上补充含有蛋白质的辅助食物，持续1年后，对比分析不同月龄婴幼儿年龄别体重、年龄别身长和身长别体重等体格生长指标，以及低体重、生长迟缓、消瘦等的改变情况。1年后，该研究员发现，不同月龄婴幼儿的体格生长指标均趋向正常，低体重率、生长迟缓率和消瘦率等均明显降低。

请与同学结合上述试验交流讨论，说一说蛋白质在婴幼儿营养干预中发挥了怎样的作用。

三、婴幼儿膳食蛋白质的参考摄入量

中国营养学会给出了不同年龄段婴幼儿膳食蛋白质的参考摄入量（见表1-2），并指出优质蛋白的摄入量应占蛋白质总摄入量的50%以上。

表1-2　婴幼儿膳食蛋白质的参考摄入量

年龄/岁	AI/（g·d^{-1}）	EAR/（g·d^{-1}）	RNI/（g·d^{-1}）	UL/（g·d^{-1}）
0～	9	—	—	—
0.5～	17	—	—	—
1～	—	20	25	—
2～3	—	20	25	—

注：“—”表示并未给出该数据。

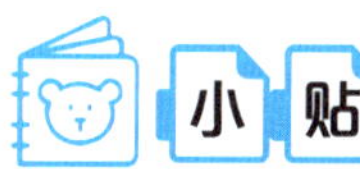

小贴士

对于某些欠发达地区来说，食用动物性食物以保障婴幼儿的优质蛋白的供给可能会让家庭产生较大的经济压力，因此可充分利用大豆及其制品为婴幼儿提供优质蛋白，以避免因优质蛋白供给不足而影响婴幼儿的正常生长发育。

四、蛋白质的主要食物来源

（一）动物性食物及其制品

前文已讲，动物性食物中蛋白质的氨基酸模式与人体中蛋白质的氨基酸模式相似，是一种优质蛋白，尤其是各种动物的肌肉，蛋白质含量可达 10%～20%。乳和蛋的蛋白质含量虽然较低（前者为 3%～3.5%，后者为 11%～14%），但所含必需氨基酸的种类和比例与人体中的蛋白质类似，因此也是一种较好的蛋白质食物来源。

（二）植物性食物及其制品

植物性食物所含的蛋白质虽然质量较差但含量却不低。例如，谷类中的蛋白质含量通常为 6%～10%，薯类中的蛋白质含量通常为 2%～3%，某些坚果类（如花生、核桃、杏仁和莲子等）中的蛋白质含量可达 15%～30%，而作为植物性食物中所含蛋白质质量较好的豆类，其蛋白质的含量可高达 20%～40%，尤其是日常食用较多的大豆，其蛋白质的含量可达 35%～40%。

虽然一般植物性食物中蛋白质的营养价值不如动物性食物的高，但在实际生活中，通常人体每日摄入的植物性食物数量较多而摄入的动物性食物数量较少，故植物性食物中的蛋白质仍是人体膳食蛋白质的重要来源。在这个前提下，为了提高植物性食物中蛋白质的利用率，需将植物性食物与其他种类的食物搭配食用，充分发挥蛋白质的互补作用，提高植物性食物中蛋白质的利用率。

知识扩容库

蛋白质的互补作用及其营养学意义

食物中蛋白质的氨基酸模式与人体中蛋白质的氨基酸模式越接近，其营养价值就越高，因此，若将两种或两种以上食物混合食用，令其所含的必需氨基酸相互补充，使食物中整体所含的必需氨基酸达到较好的种类、数量和比例，就能提高人体对食物整体中蛋白质的利用率，这种现象称为蛋白质的互补作用。

为充分发挥食物中蛋白质的互补作用，在搭配膳食时，应遵循以下三个原则：

（1）相互搭配的食物的生物学种属愈远愈好。例如，动物性食物和植物性食物搭配比单纯的植物性食物之间搭配，蛋白质的互补作用更强。

（2）搭配的食物种类愈多愈好。

（3）食物间的食用时间愈近愈好，最好同时食用。氨基酸在血液中停留约 4 h 后到达组织和器官，合成组织和器官的蛋白质，所以各种氨基酸到达组织和器官的时间愈接近，愈能充分发挥它们之间的互补作用。

（三）菌藻类

食用菌和海藻类中蛋白质的含量也很高，尤其是食用菌，不仅蛋白质的含量高，氨基酸的种类也很齐全，因此也是较好的蛋白质的食物来源。

探索四　婴幼儿的脂类需求

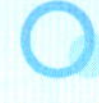

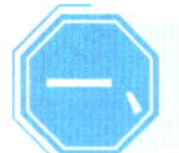

一、脂类的分类

脂类包括脂肪和类脂。

（一）脂肪

脂肪由 1 分子甘油和 3 分子脂肪酸构成。脂肪酸具有很强的生物活性，是使脂肪发挥各种生理功能的重要成分。

知识扩容库

脂肪酸

脂肪酸是脂肪和磷脂的主要成分。根据碳原子数量的不同，脂肪酸可分为短链脂肪酸（碳原子数量为 2～5）、中链脂肪酸（碳原子数量为 6～12）和长链脂肪酸（碳原子数量大于 12）。人体血液和组织中的脂肪酸大多是长链脂肪酸。根据结构形式的不同，脂肪酸又可分为饱和脂肪酸和不饱和脂肪酸。其中，不饱和脂肪酸又可分为单不饱和脂肪酸和多不饱和脂肪酸。一般情况下，人体细胞中不饱和脂肪酸的含量至少是饱和脂肪酸的 2 倍，但在各种组织中，两者的比例却有很大的差异，这在一定程度上与膳食中脂肪的种类相关。

（二）类脂

类脂是指一类在某些理化性质上与脂肪类似的物质，包括磷脂和固醇类等。

1．磷脂

磷脂是指一类含有磷酸的脂类物质，是除脂肪外人体内含量最多的脂类。根据构成结构的不同，磷脂可分为甘油磷脂和鞘磷脂，在食物中比较常见的为甘油磷脂中的卵磷脂和脑磷脂。

2．固醇类

固醇类是指一类含有多个环状结构的脂类化合物，包括动物固醇和植物固醇。其中，最常见的、对人体最重要的是动物固醇中的胆固醇。

二、脂类的功能

（一）储存和供给能量

储存和供给能量是脂肪最重要的一项生理功能。一般情况下，膳食为人体提供的能量中有 20%～30% 是由脂肪提供的。同时，脂肪也是人体内重要的储能物质，当人体摄入的能量过多或不能被及时利用时，其就会转变为脂肪储存起来，这部分脂肪称为储存脂肪（如皮下脂肪等）。储存脂肪处于分解供能和合成储能的动态平衡之中。

知识扩容库

白色脂肪组织与褐色脂肪组织

哺乳动物一般含有两种脂肪组织，一种是含储存脂肪较多的白色脂肪组织，另一种是含线粒体、细胞色素较多的褐色脂肪组织，其中褐色脂肪组织更容易分解产热。新生儿躯干上部和颈部一般呈褐色，就是因为这些部位含褐色脂肪组织较多。婴儿体表面积与体脂率（人体内脂肪重量占人体总体重的比例）之比较高，所以体内热量散失较快，而褐色脂肪组织可及时分解产热来补偿体内热量的散失。人体随着生长发育，体脂率逐渐增加，白色脂肪组织逐渐增多，褐色脂肪组织逐渐减少，到成年时，褐色脂肪组织已减少至不足体重的 2%。

（二）维持体温和保护内脏

因为脂肪的导热性差，故皮下脂肪可以起到隔热保温的作用，使体温处于正常且恒定状态。此外，包裹在内脏周围的脂肪对内脏有支撑和垫衬作用，可以保护内脏免受外力伤害。

（三）参与构成人体

脂肪是神经、脑、心、肝和肾等组织器官的组成物质，类脂是人体细胞的重要成分，例如，磷脂和胆固醇均参与构成细胞膜。必需脂肪酸对婴幼儿神经髓鞘的形成、大脑及视网膜光感受器的发育和成熟均有非常重要的作用。

（四）促进脂溶性维生素的吸收

脂溶性维生素（如维生素 A、维生素 D、维生素 E 和维生素 K）不溶于水而溶于脂肪，所以人体只有摄入一定量的脂肪，才可促进脂溶性维生素的吸收。

（五）构成生物活性物质

脂类及脂肪分解的必需脂肪酸参与生物活性物质的构成。例如，脂肪分解的必需脂肪酸参与血栓素和前列腺素等生物活性物质的合成，胆固醇是胆汁、性激素和肾上腺素等生物活性物质的合成原料。

除了上述功能外，脂类还具有增加饱腹感和改善食物观感等功能。

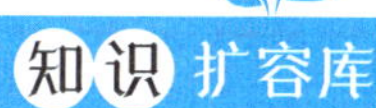

知识扩容库

必需脂肪酸

必需脂肪酸是指人体不可缺少但又无法自身合成的一类脂肪酸，主要包括亚油酸和α-亚麻酸。亚油酸是维持身体健康所必需的脂肪酸，婴幼儿若缺乏亚油酸，会出现湿疹等症状。α-亚麻酸可衍生为二十碳五烯酸（EPA）、二十碳六烯酸（DHA）和花生四烯酸（AA），其中DHA和AA是大脑中含量最丰富的两种长链多不饱和脂肪酸。DHA和AA自妊娠第26周起就开始在胎儿的大脑中累积，在妊娠末期的3个月中持续增加，甚至在婴幼儿出生后两年内依然不断增加，故早产儿DHA和AA在大脑中的累积时间较正常婴幼儿短，应注意为早产儿及时补充DHA和AA，以保障早产儿的大脑发育。

讨论室

3岁的宽宽是个小胖墩儿，每次体检结果都显示“超重”。妈妈很担心这样会影响宽宽的健康，于是开始限制他的饮食。宽宽爱吃红烧肉，妈妈却说：“吃肥肉容易让人长胖，宽宽乖，宽宽不吃红烧肉。”

你认为宽宽妈妈采取的方法是正确的吗？请同学们互相交流讨论。

脂肪并不是越少越好

三、婴幼儿膳食脂类的参考摄入量

若脂类摄入过多，则会影响人体对蛋白质和碳水化合物的摄入，并造成过多的脂肪储存；反之，若脂类摄入过少，则会造成必需脂肪酸的缺乏，以及蛋白质或碳水化合物的过量摄入。由于婴幼儿对必需脂肪酸的缺乏较为敏感，因此，中国营养学会不仅给出了不同年龄段婴幼儿膳食总脂肪的参考摄入量，还给出了几类膳食必需脂肪酸的参考摄入量，如表 1-3 所示。

表 1-3　婴幼儿膳食总脂肪及部分必需脂肪酸的参考摄入量

年龄/岁	总脂肪/%E①	亚油酸/%E	α-亚麻酸%E	DHA/（mg·d^{-1}）
0～	48（AI）	8.0（AI）	0.9（AI）	100（AI）
0.5～	40（AI）	6.0（AI）	0.67（AI）	100（AI）
1～3	35（AI）	4.0（AI）	0.60（AI）	100（AI）

注：① %E 表示该营养素提供的能量占总能量的百分比。

四、脂类的主要食物来源

通过膳食摄入的脂肪主要来自动物的脂肪组织和肉类、烹调油及油料植物的种子（如花生）。其中，亚油酸在植物油中的含量较高，尤其是红花油、玉米油、豆油和葵花籽油。此外，坚果（如核桃）也是亚油酸的重要食物来源。α-亚麻酸在亚麻籽油、紫苏油和核桃油中的含量较高。

磷脂在动物内脏、瘦肉、蛋黄、大豆和坚果等食物中的含量较高，而胆固醇含量较高的食物有动物的内脏、肉皮、脑组织，蛋黄，蟹黄和鱼子等。

探索五　婴幼儿的碳水化合物需求

一、碳水化合物的分类

根据聚合度（聚合物中每个分子包含的单体结构的单元数）的不同，碳水化合物可分为单糖、寡糖和多糖。

（一）单糖

单糖是指不能再水解（物质与水发生的导致物质分解的反应）为更简单的分子结构的糖类分子，其若进一步水解，则失去糖的性质。食物中的单糖主要为葡萄糖、果糖和半乳糖。

1. 葡萄糖

葡萄糖是构成食物中多种碳水化合物的最基本单位，主要由淀粉水解而来，也可由蔗糖和乳糖等二糖水解而来。葡萄糖是人体吸收和利用效果最好的单糖，人体的各个组织和器官都可以将其作为能量的来源，甚至某些器官（如大脑）完全依靠其供给能量。

除供能外，葡萄糖还参与构成人体某些重要的化合物，如糖蛋白和糖脂等。

2. 果糖

果糖主要存在于水果和蜂蜜中，是天然碳水化合物中甜度最高的糖，常在医药和食品工业领域被用作增甜剂。果糖的代谢不受胰岛素的制约，其大部分在肝内转化成葡萄糖被人体吸收利用。

3. 半乳糖

半乳糖很少以单糖的形式存在于食物中，而是以与其他单糖结合成乳糖的形式存在。半乳糖在人体中需要先转变为葡萄糖才能被吸收利用。

4. 糖醇

糖醇是单糖的重要衍生物，常见的有山梨醇、甘露醇、木糖醇和麦芽糖醇等。

（二）寡糖

寡糖又称低聚糖，是指由2～10个单糖分子构成的低聚合度糖类。

1. 蔗糖

蔗糖是一类广泛存在于植物中（根、茎、叶、花、果实和种子）的二糖，由1分子葡萄糖和1分子果糖构成。蔗糖是食品工业中最重要的甜味物质，日常生活中食用的白砂糖的主要成分就是从甘蔗或甜菜中提取的蔗糖。

蔗糖容易发酵，能够产生溶解牙釉质的物质，因此蔗糖通常被视为龋齿的罪魁祸首。婴幼儿应养成少吃甜食，尤其是睡前不吃甜食的习惯，并少食用或不食用蔗糖含量较高的糖果。

2. 乳糖

乳糖由1分子葡萄糖和1分子半乳糖构成，是哺乳动物乳汁的主要成分，通常人乳中约含7%的乳糖，牛乳中约含5%的乳糖。对于婴幼儿来说，从食物中摄入的碳水化合物主要是乳糖，但随着年龄的增长，肠道中能够将乳糖分解为葡萄糖和半乳糖的乳糖酶的活性急剧降低，甚至几乎丧失全部活性，使个体出现乳糖不耐受的症状。

婴幼儿如何调节乳糖不耐受

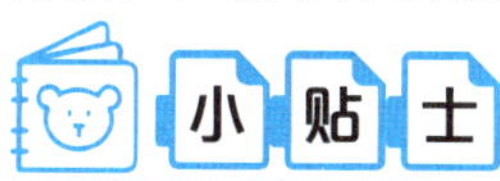

乳糖不耐受是指因乳糖酶缺乏或活性低下，人体不能完全消化分解乳糖而出现的以非感染性腹痛、腹胀和腹泻等为典型症状的临床综合征，又称乳糖酶缺乏症。

3. 麦芽糖

麦芽糖由 2 分子葡萄糖构成，大量存在于发芽的谷类中，尤其是发芽的麦粒中。麦芽糖是淀粉的基本组成单位，甜度大约为蔗糖的一半。日常生活中经常说的“馒头越嚼越甜”，就是因为馒头中的淀粉被唾液中的唾液淀粉酶水解为麦芽糖，从而使人们感觉到甜味。

4. 低聚异麦芽糖

低聚异麦芽糖是指由 2～5 个葡萄糖分子结合而成的低聚糖。游离状态的低聚异麦芽糖在天然食物中极少见，主要存在于某些发酵食物（如酱油、黄酒、酱类等）中，但含量也很低。低聚异麦芽糖可以促进双歧杆菌的增殖，同时也具有良好的抗龋齿性，因此在婴幼儿食物领域受到越来越多的关注。

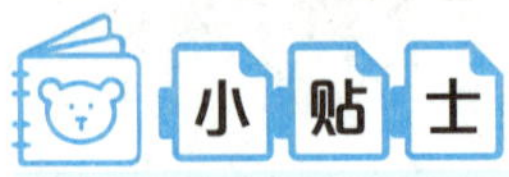

双歧杆菌是一类广泛存在于人和动物消化道、口腔和阴道等环境中的细菌，其不仅可以抑制肠道中腐败菌和病原菌的增殖，从而抑制肠道内腐败物质和诱癌物质等的生成，还可产生维生素 B 族，具有提高人体免疫力和刺激肠道蠕动的作用。

5. 棉籽糖和水苏糖

棉籽糖是由 1 分子葡萄糖、1 分子果糖和 1 分子半乳糖构成的三糖，水苏糖是在棉籽糖的基础上再加 1 分子半乳糖构成的四糖，这两种寡糖广泛存在于豆类中。

棉籽糖和水苏糖虽然不能被肠道内的消化酶分解吸收，但能被大肠中的肠道细菌代谢，且在代谢的过程中会产生部分气体，因此这两种寡糖食用过多会造成胀气。

6. 低聚果糖

低聚果糖是由 1 分子葡萄糖和多分子果糖构成的寡糖，主要存在于水果和蔬菜中。低聚果糖难以被消化酶分解和利用，但可促进肠道内双歧杆菌的大量增殖。

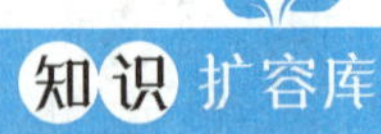

益生元

益生元的概念由“益生元之父”格伦·吉布森于 1995 年提出，益生元是指不能被宿主消化吸收却能选择性地促进宿主体内有益菌的代谢和增殖，从而改善宿主健康的有机物质。益生元的种类有很多，最常见的为低聚糖类，如低聚果糖、低聚半乳糖、低聚木糖、低聚异麦芽糖和大豆低聚糖等。

益生元不能被人体分解、吸收和利用，但到达结肠后，能被结肠内的有益菌群分解和利用，通过促进有益菌群的生长，减少潜在病原微生物的数量，从而改善肠道微生态，改善人体的健康状况。鉴于这些特点，益生元被愈来愈广泛地应用于食品领域。

（三）多糖

多糖是由 10 个以上单糖分子组成的一类高分子碳水化合物的总称。多糖在性质上与单糖和寡糖不同，一般不溶于水、无甜味、不形成结晶，在消化酶的作用下最终水解为单糖。在营养学领域，多糖可分为淀粉和非淀粉多糖。

1. 淀粉

淀粉广泛存在于谷类和根茎类植物中，由葡萄糖聚合而成。根据聚合方式的不同，淀粉又可分为直链淀粉和支链淀粉。

直链淀粉又称糖淀粉，不溶于冷水但溶于热水，在天然淀粉类中的含量较低，仅占淀粉总量的 19%～35%；支链淀粉又称胶淀粉，难溶于水，在天然淀粉类中的含量较高，一般占淀粉总量的 65%～81%。

除此之外，还有一类淀粉几乎全部存在于动物组织中，称为动物淀粉，即糖原。

2. 非淀粉多糖

80%～90% 的非淀粉多糖是植物细胞壁的重要组成部分，包括纤维素、半纤维素、果胶等，又称膳食纤维，这部分内容将在本项目任务九中进行详细讲解，故此处不再赘述。其他非细胞壁物质类非淀粉多糖有植物胶质、海藻胶类等。

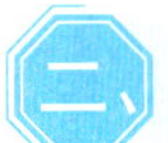

二、碳水化合物的功能

（一）供给能量

碳水化合物是人类获取能量最主要和最经济的来源，1 g 葡萄糖在人体内进行彻底生物氧化可以产生 4 kcal 的能量。一般情况下，人体生理活动所需的能量，55%～65% 由碳水化合物提供。同时，碳水化合物由于在人体内释放能量较快，因此是神经系统和心肌的主要能量供给物质，以及肌肉活动时的主要燃料。此外，肝储存了人体内大约 1/3 的糖原，一旦人体需要，肝中的糖原可以立即分解为葡萄糖，为人体提供能量。

（二）构成人体细胞、组织和生物活性物质

碳水化合物是人体细胞、组织和一些功能物质的组成成分。例如，细胞遗传物质 RNA 中的核糖、DNA 中的脱氧核糖都是碳水化合物；糖与脂类结合而成的糖脂，是神经

组织的重要成分；糖与蛋白质结合而成的糖蛋白，是某些具有重要生理功能的生物活性物质（如抗原、抗体、酶、激素等）的组成成分。

（三）抗生酮

人体通过膳食摄入的脂肪在体内进行氧化分解时需要葡萄糖的协助，若膳食中碳水化合物的供给不足，则脂肪就无法彻底氧化分解，就会产生酮体。过量的酮体在人体内积累会引发酸中毒，威胁人体的健康。

（四）保肝解毒

葡萄糖经糖醛酸途径（葡萄糖氧化的一个次要途径）代谢生成的葡萄糖醛酸是人体内的一种重要的结合解毒剂，其能够在肝中与许多有害物质（如细菌毒素、酒精和砷等）结合，消除或减轻有害物质的毒性或生物活性，从而达到解毒的目的。同时，有研究表明，不能被消化酶分解的碳水化合物在肠道菌的作用下，可发酵产生短链脂肪酸，而短链脂肪酸也具有广泛的解毒作用。

（五）节约蛋白质

当膳食中碳水化合物的供给不足时，人体为了满足自身的能量消耗，会通过糖异生（非糖物质，如甘油等，转变为葡萄糖或糖原的过程）将蛋白质转化成葡萄糖，但这个过程会影响人体正常的蛋白质合成和组织更新过程。人体摄入足够的碳水化合物，可有效防止体内或膳食中的蛋白质被用来消耗供能。

讨论室

东东今年3岁了，与很多小朋友一样，有挑食的坏习惯，他不爱吃主食（如米饭、馒头等），但对蔬菜和肉不抗拒。东东的父母认为，不吃主食对身体没有太大的损害，只要肉吃得多，营养就跟得上。

请同学们相互交流，说说你怎么看待东东父母的这种观点。

三、婴幼儿膳食碳水化合物的参考摄入量

中国营养学会给出了不同年龄段婴幼儿膳食碳水化合物的参考摄入量，如表1-4所示。同时，对膳食中碳水化合物的来源做出要求：提倡复合碳水化合物（如淀粉）、不消化的抗性淀粉（在消化道中不能被酶解，但在结肠中可被肠道微生物分解利用的一类淀粉，如老化淀粉等）、非淀粉多糖和低聚糖等碳水化合物的摄入，限制纯能量食物（如糖果）的摄入，以保障人体能量和营养素的双重需要，以及改善胃肠道环境。

表 1-4　婴幼儿膳食碳水化合物的参考摄入量

年龄/岁	EAR/（g·d^{-1}）	总碳水化合物占能量百分比
0～	60（AI）	—
0.5～	80（AI）	—
1～3	120	50%～65%

注：“—”表示并未给出该数据。

四、碳水化合物的主要食物来源

碳水化合物的主要食物来源是谷类和薯类。谷类中碳水化合物的含量可达 60%～80%，薯类中碳水化合物的含量为 15%～25%。

探索六　婴幼儿的矿物质需求

一、常量元素

（一）钙

钙是人体内含量最高的矿物质。其中，99% 的钙分布于骨骼和牙齿中；1% 的钙分布于软组织、细胞外液和血液中，称为混溶钙池。混溶钙池中的钙与骨骼中的钙保持着动态平衡，以维持人体细胞的正常生理功能。

1. 钙的功能

（1）构成骨骼和牙齿

骨骼主要由骨组织构成，骨组织又由骨细胞和骨基质构成。骨基质的 65% 为矿物质，而在这些矿物质中，钙的含量达 39.9%。

牙齿由牙本质、牙釉质、牙骨质三种钙化的硬组织和牙髓一种软组织构成。其中，牙本质和牙骨质的成分类似于骨骼；牙釉质的成分主要是矿物质（90% 以上），是牙齿中钙化程度最高的部分，钙含量可达 30% 以上。

（2）维持神经细胞的正常兴奋性

钙具有维持神经细胞正常兴奋性的作用。当血液中的钙含量明显下降时，神经细胞的兴奋性会增加，引起肌肉抽搐，婴幼儿缺钙时主要表现为夜惊、夜啼和盗汗等。因此，钙被认为是一种天然的镇静剂。

（3）其他功能

血液中的游离钙是血液凝固所必需的凝血因子，同时还与细胞的吞噬、分泌和分裂等活动密切相关。此外，钙还具有调节细胞和毛细血管的通透性、调节体内多种酶的活性，以及维持体内酸碱平衡等多种功能。

2．钙的吸收及其影响因素

在食物的消化吸收过程中，钙通常以可溶性的离子状态被吸收，其主要吸收位置是小肠。影响钙吸收的因素主要有以下几种。

（1）自身因素

在生命周期的不同阶段，人体对钙的需要量不同，钙的吸收率也会随之变化。婴幼儿对钙的需要量较大，钙的吸收率可高达 60%；青春期青少年钙的吸收率则降为 35%～40%；成年人钙的吸收率仅为 20% 左右。此外，钙的吸收率也受人体内钙水平的影响。一般人体内缺钙时，钙的吸收率就较高，反之则较低。

（2）膳食因素

谷类中的植酸、某些蔬菜中的草酸及酒精等物质，都能够在肠道内与钙结合形成不溶性的钙盐，可降低人体对钙的吸收率。而食物中的维生素 D、乳酸、醋酸、氨基酸和乳糖等，则能够与钙结合形成可溶性物质，可促进人体对钙的吸收。

讨论室

小新的父母近日带 3 岁的小新去医院做了一次例行的查体，查体结束后医生表示小新轻微缺钙，并建议小新的父母通过日常膳食为小新补钙。对此，小新的父母很疑惑：“小新有每日喝牛奶的习惯，难道补充的钙还不够多吗？”听了小新父母的疑问后，医生指出小新轻微缺钙的原因也许是钙的吸收受到了影响。

请同学们讨论：应如何指导小新的父母找出小新日常膳食中影响钙吸收的不利因素？

3．婴幼儿膳食钙的参考摄入量及食物来源

婴幼儿期是生长发育的第一个高峰期，尤其是出生后第 1 年，婴幼儿身高的增长值几乎等于之后 5 年身高的总增长值，而身高每增加 1 cm，体内钙的含量就平均增加 20 g，因此婴幼儿对钙的需要量很大。中国营养学会给出了不同年龄段婴幼儿膳食钙的参考摄入量，如表 1-5 所示。

表 1-5 婴幼儿膳食钙的参考摄入量

年龄/岁	AI/（mg·d^{-1}）	EAR/（mg·d^{-1}）	RNI/（mg·d^{-1}）	UL/（mg·d^{-1}）
0～	200	—	—	1 000
0.5～	350	—	—	1 500
1～3	—	400	500	1 500

注：“—”表示并未给出该数据。

在动物性食物中，钙含量较高的有虾皮、虾米、乳及乳制品和蛋等；在植物性食物中，钙含量较高的有大豆、海带、毛豆和木耳等。需注意，在为婴幼儿提供含钙的食物时，除考虑食物中钙的含量外，还要考虑钙的吸收率，其中，乳及乳制品中钙的含量和吸收率都较高，是最理想的钙的食物来源。

（二）磷

磷也是人体内含量较多且必需的元素之一。正常人体内，80%～90% 的磷存在于骨骼和牙齿中，其余的以磷脂、磷蛋白和磷酸盐的形式广泛存在于细胞和血液等中。

1. 磷的功能

（1）参与构成组织、器官和生物活性物质

磷存在于人体所有的细胞中，可与钙、钾、蛋白质和脂肪等物质结合构成骨骼、牙齿、肌肉和神经等。同时，磷还是多种酶的重要成分之一，几乎参与人体内所有的生理活动。

（2）参与构成能量载体

磷参与构成的三磷酸腺苷和磷酸肌酸等物质是能量载体，在细胞能量代谢过程中发挥重要的作用。

（3）参与构建缓冲系统

磷参与构建磷酸盐缓冲系统，该系统可参与调节人体体液的酸碱平衡。

2. 磷的吸收及其影响因素

磷的吸收部位在小肠，其中以十二指肠及空肠吸收最快。磷的吸收主要受以下因素的影响。

（1）膳食因素

食物中磷的存在形式与含量会影响磷在肠道内的吸收率。在大多数食物中，磷以有机磷酸酯和磷脂的形式存在，需要在消化道内被水解成酸性无机磷酸盐后才易被吸收，而乳本身就含有较多的无机磷酸盐，且部分为酸性无机磷酸盐，故乳中的磷易被吸收。

（2）自身因素

人体对磷吸收的影响主要体现在以下方面：① 肠道的酸度增加，有利于磷的吸收；

② 肠道中的活性维生素 D 可增加肠黏膜对钙的转运，磷的吸收也伴随增加；③ 肠道中存在某些金属阳离子（如钙离子、镁离子、铁离子和铝离子等）时，会与磷结合形成不溶性磷酸盐，不利于磷的吸收；④ 血液中钙的浓度增加时，会妨碍人体对磷的吸收。

3．婴幼儿膳食磷的参考摄入量及食物来源

中国营养学会给出了不同年龄段婴幼儿膳食磷的参考摄入量，如表 1-6 所示。

表 1-6　婴幼儿膳食磷的参考摄入量

年龄/岁	AI/（$mg \cdot d^{-1}$）	EAR/（$mg \cdot d^{-1}$）	RNI/（$mg \cdot d^{-1}$）
0～	105	—	—
0.5～	180	—	—
1～3	—	250	300

注：“—”表示并未给出该数据。

磷在食物中的分布很广，无论是动物性食物还是植物性食物，都含有丰富的磷。瘦肉、蛋、乳和动物的肝、肾中磷的含量很高，海带、紫菜、芝麻酱、花生、干豆类、坚果和粗粮也有比较高的含磷量，但谷类中的磷主要以植酸磷的形式存在，这种形式的磷不易被人体吸收。

需注意，一般情况下，婴幼儿不会出现由膳食导致的磷缺乏。但早产儿先天磷积累不足，而人乳中磷的含量也较低，仅靠人乳很难满足早产儿骨磷沉积的需要。因此，对早产儿，应注意及时、适宜补磷，以保证其生长发育的正常进行。

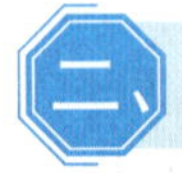

二、微量元素

（一）铁

铁是人体内含量最多的微量元素，以两种形式存在于体内：一种是功能性铁，也是铁在人体内的主要存在形式，主要以血红素（铁和血卟啉形成的络合物）的形式存在于血红蛋白、肌红蛋白、脑红蛋白、血红素酶类和辅助因子中，占人体内铁总含量的 70% 左右；另一种是贮存铁，以铁蛋白和含铁血黄素的形式存在于肝、脾和骨髓中，占人体内铁总含量的 30% 左右。

1．铁的功能

铁是人体内合成血红蛋白的主要物质，既可直接影响红细胞的形成和成熟，也可间接影响人体内氧气和二氧化碳的运输。铁还参与含铁酶的合成，能够影响过氧化氢酶、过氧化物酶和单胺氧化酶等铁依赖酶的活性，从而影响人体细胞的能量代谢。

此外，铁还可促进胡萝卜素转化为维生素 A，以及参与胶原的形成、抗体的产生和

药物在肝中的解毒过程，等等。

2. 铁的吸收及其影响因素

铁的吸收部位主要是十二指肠，胃和小肠的其他部位也能吸收微量的铁。膳食中的铁可分为血红素铁和非血红素铁，其中，血红素铁主要来自动物性食物，吸收率可达15%～35%；非血红素铁主要来自植物性食物和乳，吸收率为2%～20%。铁的吸收主要受膳食因素的影响，但血红素铁的吸收受膳食因素影响较小。

（1）膳食中的营养素因素

膳食中几乎所有的营养素都会影响（促进或抑制）铁的吸收。例如，乳清蛋白等会抑制铁的吸收；膳食中脂类含量适宜（5%～25%）时可促进铁的吸收，但超过或低于这个范围都会抑制铁的吸收；单糖和二糖对铁的吸收均有促进作用，而膳食纤维摄入过多会抑制铁的吸收；钙是唯一一个被证实过的对血红素铁和非血红素铁的吸收都有抑制作用的膳食因子；维生素 A 和维生素 C 等对铁的吸收均有促进作用。

（2）膳食中的非营养素成分因素

谷类和蔬菜类中所含的植酸能够与铁结合形成不溶性铁盐，会降低铁的吸收率；茶、咖啡和菠菜中所含的多酚类化合物对非血红素铁的吸收有明显的抑制作用；柠檬酸和乳酸等有机酸可提高铁的吸收率。

讨论室

铁缺乏是婴幼儿患营养性贫血的主要原因，《中国居民膳食指南（2022）》也指出，为婴幼儿添加辅食应从富含铁的泥糊状食物开始，随后逐步添加达到食物多样化。

请同学们讨论：为避免影响婴幼儿对膳食中铁的吸收，在添加辅食时应注意哪些问题？

3. 婴幼儿膳食铁的参考摄入量及食物来源

中国营养学会给出了不同年龄段婴幼儿膳食铁的参考摄入量，如表 1-7 所示。

表 1-7　婴幼儿膳食铁的参考摄入量

年龄/岁	AI/（mg・d^{-1}）	EAR/（mg・d^{-1}）	RNI/（mg・d^{-1}）	UL/（mg・d^{-1}）
0～	0.3	—	—	—
0.5～	—	7	10	—
1～3	—	7	10	25

注：“—”表示并未给出该数据。

动物性食物中铁的含量丰富，且大部分是血红素铁，吸收率较高，肝、瘦肉等都是较好的铁的食物来源。蛋由于富含卵黄高磷蛋白，会干扰铁的吸收，因此通常不用于铁的膳食补充。非动物性食物中，含铁量较高的有黑木耳、大豆和海带等。

营养之光

中国居民微量元素需要量研究史

从 20 世纪 90 年代末至今，中国疾病预防控制中心营养与健康所微量元素室科研团队，依托部级重点实验室平台，在国内率先采用先进的稳定性同位素示踪技术，开展了多种必需元素需要量的研究。该团队将稳定性同位素或其标记化合物作为示踪剂给予受试者（以口服或注射形式），并同时给予受试者一定剂量的稀土元素，然后收集受试者在实验期间的血液、膳食、尿液和大便样品，经过处理后，再用高精密多接收器-热表面电离质谱技术（MC-TIMS）和多接收器-电感耦合等离子体质谱技术（MC-ICPMS）测定样品中的稳定同位素和稀土元素，最后经过计算得到所研究营养素的利用率。

在国家自然科学基金重点项目、科技部重大专项、国际原子能机构等的资助下，该团队联合国内多家大学和科研机构，开展了中国人群膳食铁、锌生物利用的系列研究，包括青年男女、儿童膳食铁吸收利用率的研究，城市育龄女性、老年人和儿童膳食锌吸收利用率的研究，并分析比较了不同铁强化剂中铁吸收率的差异及其对锌吸收率的影响。2014 年至 2018 年，在国家自然科学基金重点项目的支持下，该团队还创新性地首次开展了育龄女性、孕妇、儿童和青年男女铁生理需要量的直接测定。该团队的一系列研究成果填补了多项国内研究的空白，且整体达到了国际先进水平。

资料来源：毛德倩、杨丽琛撰稿，朴建华、杨晓光、夏奕明审校，《中国居民膳食营养素参考摄入量研究之历史与发展》，《卫生研究》2021 年第 5 期，有改动

（二）锌

锌作为人体必需的微量元素之一，广泛地分布在人体的组织、器官和体液中，其中肝、骨骼肌、皮肤和脑等部位的含量较高。

1. 锌的功能

（1）参与构成多种酶

锌是人体内多种金属酶（活性位点上含有 1 个或多个金属离子的酶）的重要组成成分，目前已发现的人体内含锌酶的数量达百余种。

（2）促进生长发育和组织再生

锌是 DNA 聚合酶和 RNA 聚合酶呈现活性的必需物质，因此与蛋白质的合成密切相关，能够间接促进人体生长发育和组织再生。

（3）其他功能

目前研究认为，锌是味觉素的结构成分，能够维持人体正常的味觉与食欲。此外，锌还有调节激素分泌、维持生物膜的正常结构、维持人体免疫器官和免疫细胞的正常功能等作用。

2. 锌的吸收及其影响因素

食物中锌的吸收率为 20%～30%，部分膳食因素会影响锌的吸收。例如，维生素 C 会与锌结合成不溶性物质，从而影响锌的吸收；植酸盐会阻碍人体对锌的吸收；铁和钙摄入过多会抑制锌的吸收；蛋白质可促进锌的吸收；等等。

3. 婴幼儿膳食锌的参考摄入量及食物来源

中国营养学会给出了不同年龄段婴幼儿膳食锌的参考摄入量，如表 1-8 所示。

表 1-8 婴幼儿膳食锌的参考摄入量

年龄/岁	AI/（$mg \cdot d^{-1}$）	EAR/（$mg \cdot d^{-1}$）	RNI/（$mg \cdot d^{-1}$）	UL/（$mg \cdot d^{-1}$）
0～	1.5	—	—	—
0.5～	3.2	—	—	—
1～3	—	3.2	4.0	9

注：“—”表示并未给出该数据。

动物性食物中锌的含量较高，其中牡蛎、鲱鱼和墨鱼卵等海产品中锌的含量最高，其次为瘦肉、动物内脏和蛋黄等。植物性食物中锌的含量较低，且植物性食物含有的植酸盐等物质会影响锌的吸收，所以通常不作为锌的主要食物来源。

（三）碘

碘是人体必需的微量元素之一，正常人体内碘的总量为 20～50 mg，其中约 70% 存在于甲状腺中，其余分布在血浆、肌肉、肾上腺和皮肤等处。

1. 碘的功能

碘是人体合成甲状腺激素不可或缺的元素，其功能主要通过甲状腺激素来实现，甲状腺激素的主要功能有以下几种。

（1）平衡代谢

甲状腺激素能促进物质分解代谢，增加机体耗氧量，加强产热作用；还能参与维持、调节体温，保障正常的新陈代谢。

（2）促进生长发育

甲状腺激素能促进胎儿及婴幼儿骨骼和神经系统的发育、组织细胞的发育和分化，以及蛋白质的合成。婴幼儿若由缺碘导致甲状腺激素缺乏，可出现不可逆的神经系统发育障碍，以及骨骼生长发育与成熟的延迟或停滞，表现为智力发育迟缓、身材矮小等。

（3）其他功能

甲状腺激素可活化体内多种酶、促进维生素的吸收，以及调节水盐代谢等。

2. 碘的吸收及其影响因素

人体所吸收的碘有80%～90%来自食物，10%～20%来自饮用水，还有不到5%来自空气。碘的吸收途径很广泛，消化道、皮肤、呼吸道和黏膜等均可吸收碘。食物中的碘有无机碘和有机碘两种形式，无机碘在消化道内可100%被吸收，有机碘在消化道内被消化脱碘后，以无机碘的形式被吸收。碘的吸收同样受膳食因素和自身因素的影响。例如，膳食中的钙和镁等会抑制碘的吸收；当人体摄入的蛋白质和能量不足时，碘的吸收率也会相应的降低。

3. 婴幼儿膳食碘的参考摄入量及食物来源

中国营养学会给出了不同年龄段婴幼儿膳食碘的参考摄入量，如表1-9所示。

表1-9 婴幼儿膳食碘的参考摄入量

年龄/岁	AI/（$\mu g \cdot d^{-1}$）	EAR/（$\mu g \cdot d^{-1}$）	RNI/（$\mu g \cdot d^{-1}$）
0～	85	—	—
0.5～	115	—	—
1～3	—	65	90

注：“—”表示并未给出该数据。

海产品中碘的含量高于陆地食物，紫菜、海带和鲜海鱼等都可作为碘主要的食物来源。陆地食物中，动物性食物中碘的含量要高于植物性食物，其中蛋、乳中碘的含量较高，水果和蔬菜中碘的含量最低。

（四）硒

硒是一种人体必需的微量元素，多分布于肾和肝中。

1. 硒的功能

硒在人体内具有抗氧化的功能，能够保护心血管的健康。同时，硒还是重金属中毒的天然解毒剂，它与重金属有较强的亲和力，能促进重金属排出体外。此外，硒还具有促进生长、保护视觉及抗肿瘤等作用。

2. 硒的吸收及其影响因素

硒主要在十二指肠内被吸收，吸收率通常在 50%～100%。硒的吸收受其存在形式的影响较大。例如，以硒代甲硫氨酸形式存在的硒可被完全吸收，以无机形式存在的硒因受肠内因素的影响吸收率变化较大，以其他形式存在的硒的吸收率一般良好。此外，维生素 E、维生素 C 和维生素 A 可以促进人体对硒的吸收，重金属则会抑制人体对硒的吸收。

3. 婴幼儿膳食硒的参考摄入量及食物来源

中国营养学会给出了不同年龄段婴幼儿膳食硒的参考摄入量，如表 1-10 所示。

表 1-10 婴幼儿膳食硒的参考摄入量

年龄/岁	AI/（μg·d^{-1}）	EAR/（μg·d^{-1}）	RNI/（μg·d^{-1}）	UL/（μg·d^{-1}）
0～	15	—	—	55
0.5～	20	—	—	80
1～3	—	20	25	80

注：“—”表示并未给出该数据。

食物中硒的含量受土壤中硒的含量的影响较大，即使是同一品种的谷类或蔬菜，由于产地不同，其硒的含量也可能不同。动物内脏及海产品是硒的良好食物来源，瘦肉、谷类、乳制品及蔬菜、水果中也含有一定量的硒。

营养之光

中国硒营养研究史

20 世纪 60 年代，我国从东北到西南的许多农村暴发了流行发病率和死亡率极高的克山病（一种以多发性灶状心肌坏死为主要病变的地方性心肌病）。通过研究大量的临床资料，哈尔滨医科大学的于维汉教授提出克山病的暴发可能与营养因素有关。1968 年，中国医学科学院抽调科研人员和临床医务人员组建了中国医学科学院克山病防治科研小分队（以下简称“克山病防治科研小分队”），将流行病学调查和实验室工作相结合，开始了硒与克山病关系的研究。

经过多年的努力，中国科学家终于发现并证实了硒与克山病之间的密切关系。1976 年，通过补充硒防治克山病的措施开始陆续在全国各克山病重病区推广。此后，克山病的发病率逐年下降，并至今再未出现暴发流行。1979 年，克山病防治科研小分队公开发表了硒与克山病关系的文章。

1984年，第三届国际硒研讨会在北京举行。当时，国际上公认硒是动物必需的微量元素，所以在硒营养研究领域几乎都是农业、畜牧业方面的专家，而与人体疾病防治有关的研究也只在动物实验阶段，完全没有临床数据。中国科学家关于硒与克山病关系的研究，尤其是大规模的人群硒干预试验，填补了硒营养研究的空白，因此被誉为硒营养研究的第三个里程碑，克山病防治科研小分队也因此在1984年集体荣获了国际生物无机化学家协会颁发的“施瓦茨奖”。

补硒能有效预防克山病，这揭示了硒缺乏是克山病发病的基本因素，但同时又一个任务摆在了专家们的面前：人体需要摄入多少硒才不会得克山病？硒摄入过多是否会导致中毒？

1982年至1992年，中国预防医学科学院的杨光圻工作组在低硒的四川克山病区和高硒的湖北恩施地区进行了硒需要量和安全量的研究，得到了硒的人体需要量和安全量等极具参考价值的数据，并在此基础之上提出了避免发生克山病的膳食硒最低需要量、生理需要量、最高安全摄入量、平均最低毒副反应水平、敏感个体的最低毒副反应水平、平均无毒副反应水平及敏感个体的平均无毒副反应水平等数据。这些数据为中国营养学会、世界卫生组织（WHO）、联合国粮食及农业组织（FAO）和国际原子能机构（IAEA）等制定硒膳食推荐摄入量和安全摄入量提供了依据。由此，我国的硒营养研究工作也迈入了国际先进行列。

资料来源：夏弈明，《中国人体硒营养研究回顾》，《营养学报》2011年第4期，有改动

探索七　婴幼儿的维生素需求

维生素是维持婴幼儿生长发育与生命活动必需的一类有机化合物。虽然各类维生素的化学结构和性质大不相同，但它们却有以下共同点：① 以维生素原（本身不是维生素，但是可以在生物体内转化成维生素的物质）的形式存在于食物中；② 不是人体组织和细胞的组成成分，也不会产生能量，主要作用是参与人体代谢的调节；③ 大多数不能在人体内合成或合成量不足，必须通过食物摄入；④ 人体需要量很小，每日需要量常以毫克或微克为单位，但一旦缺乏就会引发相应的维生素缺乏症，对人体健康造成损害。

维生素可大致分为脂溶性维生素和水溶性维生素两大类，两者的异同点如表1-11所示。

表 1-11 脂溶性维生素和水溶性维生素的异同点

项目	脂溶性维生素	水溶性维生素
种类	维生素 A、维生素 D、维生素 E、维生素 K	维生素 B 族（维生素 B_1、维生素 B_2、叶酸和烟酸等）、维生素 C
溶解性	溶于脂肪	溶于水
吸收与排泄	随脂肪被人体吸收，少量随胆汁排泄	经肠道吸收进入血液，过量时随尿液、汗液排泄
储存性	可储存于肝等处	一般很少在体内储存
缺乏症	出现时间较缓慢	出现时间较快
过多症	一次性摄入过多或长期摄入较多时出现	几乎不会出现，除非极大量摄入

一、脂溶性维生素

（一）维生素 A

维生素 A 是人体必需的一类维生素，它不是单一的化合物，而是一系列包括视黄醇、视黄醛、视黄酸、视黄醇乙酸酯和视黄醇棕榈酸酯等在内的视黄醇衍生物。其中，视黄酸是维生素 A 在人体内经吸收代谢后产生的最具生物活性的产物，而维生素 A 的许多功能也是通过视黄酸来实现的。

知识扩容库

必需维生素

必需维生素具有以下特点：

（1）外源性：人体自身不可合成，需要通过食物补充。

（2）调节性：能够调节人体新陈代谢或能量转变。

（3）特异性：人体内缺乏时将呈现特有的症状和体征。

目前，一共有 13 种必需维生素，包括维生素 A、维生素 D、维生素 E、维生素 K、维生素 B_1、维生素 B_2、维生素 B_6、维生素 B_{12}、生物素（维生素 B_7）、维生素 C、烟酸、叶酸和泛酸。

1. 维生素 A 的功能

（1）维持视觉

维生素 A 可参与形成与感受暗光有关的感光色素（视紫红质），维持正常的视觉反应，因此合理补充维生素 A 可降低夜盲症的发生风险。此外，维生素 A 还有助于多种眼部疾病（如干眼症、结膜炎等）的治疗。

（2）维持上皮细胞的正常生长与分化

维生素 A 是皮肤、黏膜及角膜等部位上皮细胞生长和分化的必需物质，对维持上皮组织的形态和功能具有重要作用。当人体缺乏维生素 A 时，上皮组织可发生变性，造成一系列健康问题。例如，结膜和角膜上皮组织变性，会导致眼球干燥；皮肤的上皮组织角化变性，会导致皮肤干燥；呼吸道、消化道、泌尿道、生殖道等的上皮组织角化变性，会导致这些部位上皮组织的完整性遭到破坏，使这些部位易受细菌侵袭，发生感染。

（3）促进生长发育

维生素 A 能够提高人体对蛋白质的利用率，促进体内组织蛋白的合成，加快细胞的分裂速度，刺激新细胞的生长，从而促进婴幼儿的生长发育。

（4）维持并增强免疫力

维生素 A 参与维持免疫系统的正常功能，维持上皮组织的完整性和正常的分化功能，从而有利于人体抵抗病原体的入侵，增强人体对感染性疾病，特别是呼吸道感染及寄生虫感染的抵抗力。

2. 婴幼儿膳食维生素 A 的参考摄入量及食物来源

中国营养学会给出了不同年龄段婴幼儿膳食维生素 A 的参考摄入量，如表 1-12 所示。

表 1-12　婴幼儿膳食维生素 A 的参考摄入量

年龄/岁	AI/（μg RAE[①] • d^{-1}）	EAR/（μg RAE • d^{-1}）		RNI/（μg RAE • d^{-1}）		UL/（μg RAE • d^{-1}）
		男	女	男	女	
0～	300	—	—	—	—	600
0.5～	350	—	—	—	—	600
1～3	—	250	240	340	330	700

注：“—”表示并未给出该数据。

① RAE 表示视黄醇活性当量。

由于动物性食物中含有视黄醇，而植物性食物只能提供维生素 A 原——类胡萝卜素（包括胡萝卜素和叶黄素等），故建议婴幼儿膳食中的维生素 A 最好有 1/3 甚至是 1/2 以上由动物性食物提供。维生素 A 含量较高的动物性食物有动物肝、鱼肝油、鱼卵、乳和蛋等；植物性食物中，深绿色或黄红色的蔬菜和水果中的类胡萝卜素含量较高。

（二）维生素 D

维生素 D 家族中至少有 5 种化合物，最具生物学意义的是维生素 D_2 和维生素 D_3。其中，维生素 D_2 由植物中的麦角固醇经日光中的紫外线照射后产生，在自然界中存在较少，维生素 D_3 则可由人体表皮和真皮内的 7-脱氢胆固醇经日光中的紫外线照射后产生。

1. 维生素 D 的功能

维生素 D 是钙、磷代谢最重要的调节因子之一，可影响钙、磷的吸收和储存。此外，维生素 D 对正常骨骼的矿化、肌肉收缩和神经传导等也具有调节作用。

2. 婴幼儿膳食维生素 D 的参考摄入量及食物来源

中国营养学会给出了不同年龄段婴幼儿膳食维生素 D 的参考摄入量，如表 1-13 所示。

表 1-13 婴幼儿膳食维生素 D 的参考摄入量

年龄/岁	AI/（μg·d^{-1}）	EAR/（μg·d^{-1}）	RNI/（μg·d^{-1}）	UL/（μg·d^{-1}）
0～	10	—	—	20
0.5～	10	—	—	20
1～3	—	8	10	20

注：“—”表示并未给出该数据。

维生素 D 的来源分为内源途径来源和外源途径来源：内源途径来源即人体通过接受适宜的阳光照射，自身合成维生素 D；外源途径来源是指人体通过膳食途径直接摄取维生素 D。天然食物中维生素 D 的含量较低，只有部分动物性食物（如海鱼、动物肝、蛋黄等）中维生素 D 的含量相对较高，故推荐采用添加维生素 D 的配方产品对婴幼儿进行维生素 D 的外源性补充。

讨论室

阳阳妈妈听说小孩子要补充维生素 D，不然可能会得佝偻病，于是买了很多维生素 D 补剂给阳阳吃。但是阳阳奶奶却说：“阳阳不挑食，只要平时吃饭好，不需要额外补充维生素 D，况且补多了对阳阳得身体也不好。”

请思考：阳阳奶奶和阳阳妈妈谁的观点是正确的？为什么？婴幼儿补充维生素 D 常采用哪些方法？

（三）维生素 E

维生素 E，又称生育酚，是一组脂溶性维生素，包括生育酚类（α-生育酚、β-生育酚、γ-生育酚和 δ-生育酚）和三烯生育酚类（α-三烯生育酚、β-三烯生育酚、γ-三烯生育

酚和 δ-三烯生育酚）两大类共 8 种化合物。

1. 维生素 E 的功能

（1）维持正常的免疫功能

维生素 E 对维持正常的免疫功能，尤其对维持 T 淋巴细胞的功能具有十分重要的作用。维生素 E 可通过直接刺激巨噬细胞和一些细胞因子来提高 T 淋巴细胞的转化率，也可以通过使 T 淋巴细胞分裂原增加来促进 T 淋巴细胞的增殖。

（2）抗氧化

维生素 E 是高效抗氧化剂，可使人体内的细胞免受自由基的损害，进而起到抗动脉硬化、抗癌、延缓衰老，以及保护神经系统、骨骼肌和视网膜免受氧化损害等作用。

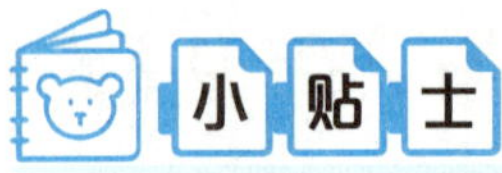

自由基是指能够独立存在，含有 1 个或 1 个以上不配对电子的原子、原子团或分子。它具有活性高、反应性强和半衰期短等特点，多可引起氧化反应，使人体内脂类过氧化、蛋白质氧化和 DNA 破坏，从而损害人体组织和细胞，促使各种疾病发生。

（3）预防溶血性贫血

对婴幼儿来说，维生素 E 可保持红细胞的完整性，防止红细胞结构改变，这一作用可预防婴幼儿出现红细胞生存时间过短、结构破坏等情况，进而可预防婴幼儿溶血性贫血的发生。

2. 婴幼儿膳食维生素 E 的参考摄入量及食物来源

中国营养学会给出了不同年龄段婴幼儿膳食维生素 E 的参考摄入量，如表 1-14 所示。

表 1-14　婴幼儿膳食维生素 E 的参考摄入量

年龄/岁	AI/（mg α-TE① · d^{-1}）	UL/（mg α-TE · d^{-1}）
0～	3	—
0.5～	4	—
1～3	6	150

注：“—”表示并未给出该数据。

① α-TE 表示 α-生育酚当量。

植物油、麦胚、坚果、种子类、豆类及其他谷类富含维生素 E，蛋、鸡（鸭）胗、绿叶蔬菜中含有一定量的维生素 E，肉、鱼及水果、蔬菜中维生素 E 的含量很低。

（四）维生素K

天然形式的维生素K包括维生素K_1和维生素K_2两种，其中，维生素K_1由食物提供，维生素K_2由肠道细菌合成。维生素K具有抗热和不溶于水的特性，但易遭受酸、碱和氧化剂的破坏。天然食物中的维生素K含量相对稳定，在正常烹饪过程中损失较少。人体内的维生素K储存量少、储存时间短、更新快，因此在许多器官中的含量并不高。

1. 维生素K的功能

（1）参与凝血机制调节

人体内多种凝血因子的合成依赖维生素K。维生素K缺乏会使人体内凝血酶原的合成减少，导致出血时间延长、凝血功能下降，即便是轻微的创伤或挫伤也可能引起皮下组织、肌肉、脑、胃肠道、腹腔和泌尿生殖系统等器官或组织的出血，严重时可导致死亡。

（2）参与骨钙代谢

骨钙素是一种维生素K依赖性蛋白质，它与骨的矿化有着密切的联系，对磷酸钙入骨起调节作用。

2. 婴幼儿膳食维生素K的参考摄入量及食物来源

中国营养学会给出了不同年龄段婴幼儿膳食维生素K的参考摄入量，如表1-15所示。

表1-15 婴幼儿膳食维生素K的参考摄入量

年龄/岁	AI/（$\mu g \cdot d^{-1}$）
0～	2
0.5～	10
1～3	30

由食物提供的维生素K主要是维生素K_1，其在绿叶蔬菜中含量较高，在豆类、麦麸、动物肝、鱼等中的含量也比较丰富。

二、水溶性维生素

（一）维生素B_1

维生素B_1又称硫胺素、抗神经炎素，人体内无法合成，只能从食物中摄取。

常见食物的维生素B_1含量

1. 维生素B_1的功能

充足的维生素B_1能够有效保证婴幼儿体内的能量代谢，

促进其生长发育的顺利进行。此外，维生素 B_1 在维持神经系统的正常功能、维持正常食欲等方面也起着重要作用。

2．婴幼儿膳食维生素 B_1 的参考摄入量及食物来源

中国营养学会给出了不同年龄段婴幼儿膳食维生素 B_1 的参考摄入量，如表 1-16 所示。

表 1-16　婴幼儿膳食维生素 B_1 的参考摄入量

年龄/岁	AI/（$mg \cdot d^{-1}$）	EAR/（$mg \cdot d^{-1}$）	RNI/（$mg \cdot d^{-1}$）
0～	0.1	—	—
0.5～	0.3	—	—
1～3	—	0.5	0.6

注：“—”表示并未给出该数据。

维生素 B_1 广泛存在于各类食物中，其中较好的食物来源是动物内脏、瘦肉、全谷类、豆类和坚果等。根据我国居民的膳食习惯，谷类是我国居民维生素 B_1 的主要食物来源。谷类中，米糠和麸皮中维生素 B_1 的含量很高，但过度碾磨的精白米、精白面中维生素 B_1 的损失情况较严重（约损失 70%），因此，为婴幼儿准备膳食时可适当地添加一些粗加工的米面和杂粮，以保证维生素 B_1 的摄入。

（二）维生素 B_2

维生素 B_2 又称核黄素。人体对维生素 B_2 的储存能力有限，其超过一定量后会随尿液排出体外，因此为满足自身需要，人体必须每日通过膳食摄入足量的维生素 B_2。

1．维生素 B_2 的功能

维生素 B_2 在人体内能与特定的蛋白质结合形成黄素蛋白，黄素蛋白是许多酶的组成成分，而这些酶在维持蛋白质、脂肪和碳水化合物的正常代谢，促进人体正常的生长发育，维持皮肤和黏膜的完整性等方面发挥重要作用。若体内维生素 B_2 不足，物质和能量代谢就会发生紊乱，从而造成生长发育障碍和物质代谢障碍。

此外，维生素 B_2 还具有参与烟酸和维生素 B_6 的代谢、参与药物代谢、提高机体对环境的应激适应能力等作用。

2．婴幼儿膳食维生素 B_2 的参考摄入量及食物来源

婴幼儿生长发育快、代谢旺盛，与成人相比更易出现维生素 B_2 的缺乏。中国营养学会给出了不同年龄段婴幼儿膳食维生素 B_2 的参考摄入量，如表 1-17 所示。

表 1-17　婴幼儿膳食维生素 B_2 的参考摄入量

年龄/岁	AI/（mg・d⁻¹）	EAR/（mg・d⁻¹）		RNI/（mg・d⁻¹）	
		男	女	男	女
0～	0.4	—	—	—	—
0.5～	0.6	—	—	—	—
1～3	—	0.6	0.5	0.7	0.6

注：“—”表示并未给出该数据。

维生素 B_2 在各类食物中广泛存在，但通常动物性食物中的含量高于植物性食物。各种动物的肝、肾、心，以及蛋黄和乳中的维生素 B_2 含量都比较高，许多绿叶蔬菜和豆类中的含量也较高，但谷类和其他蔬菜中的含量较低。

常见食物的维生素 B_2 含量

（三）叶酸和烟酸

1. 叶酸和烟酸的功能

（1）叶酸的功能

叶酸在人体内参与多种生命活动，如 DNA 和 RNA 的合成、氨基酸之间的相互转化、血红蛋白和重要甲基化合物（肾上腺素、胆碱和肌酸等）的合成，以及神经递质的合成等。当叶酸缺乏时，DNA 合成会受到抑制，使骨髓幼红细胞的 DNA 合成减少，细胞分裂速度降低，造成巨幼细胞贫血。

（2）烟酸的功能

烟酸可作为辅酶的组成成分参与细胞呼吸和能量代谢；可参与蛋白质等物质的转化；可参与构成葡萄糖耐量因子，提高葡萄糖的利用率及促进葡萄糖转化为脂肪。

2. 婴幼儿膳食叶酸和烟酸的参考摄入量及食物来源

（1）婴幼儿膳食叶酸的参考摄入量及食物来源

中国营养学会给出了不同年龄段婴幼儿膳食叶酸的参考摄入量，如表 1-18 所示。

表 1-18　婴幼儿膳食叶酸的参考摄入量

年龄/岁	AI/（μg DFE①・d⁻¹）	EAR/（μg DFE・d⁻¹）	RNI/（μg DFE・d⁻¹）	UL/（μg DFE・d⁻¹）
0～	65	—	—	—
0.5～	100	—	—	—
1～3	—	130	160	300

注：“—”表示并未给出该数据。

① DFE 表示叶酸当量。

叶酸广泛分布于绿叶蔬菜（如菠菜、甜菜、硬花甘蓝等）中，在动物性食物（如肝、肾、蛋黄等）、水果（如柑橘、猕猴桃等）和酵母中也广泛存在。与婴幼儿相比，叶酸对胎儿的影响要大得多，因此孕妇要格外注意补充叶酸。

（2）婴幼儿膳食烟酸的参考摄入量及食物来源

中国营养学会给出了不同年龄段婴幼儿膳食烟酸的参考摄入量，如表 1-19 所示。

表 1-19　婴幼儿膳食烟酸的参考摄入量

年龄/岁	AI/（mg NE[①] · d^{-1}）	EAR/（mg NE · d^{-1}）		RNI/（mg NE · d^{-1}）		UL/（mg NE · d^{-1}）
		男	女	男	女	
0～	1	—	—	—	—	—
0.5～	2	—	—	—	—	—
1～3	—	5	4	6	5	11

注：“—”表示并未给出该数据。

① NE 表示烟酸当量。

烟酸广泛存在于动、植物性食物中，动物的肝、肾，以及瘦肉、豆类等是烟酸良好的食物来源。乳和蛋中烟酸的含量虽低，但色氨酸的含量较高，色氨酸在人体内可转化为烟酸。

维生素 B 族之间有协同作用，即一种维生素 B 族的缺乏会影响其他维生素 B 族的吸收和利用。

（四）维生素 C

维生素 C 又称抗坏血酸，是最不稳定的一种维生素。

1．维生素 C 的功能

维生素 C 在人体内的作用广泛。例如，能够促进胶原蛋白的合成，加快组织创伤的愈合；能够促进氨基酸中酪氨酸和色氨酸的代谢；能够改善铁、钙和叶酸的利用；能够改善脂肪和类脂，特别是胆固醇的代谢；能够促进牙齿和骨骼的生长；能够增强人体对外界环境的抗应激能力和免疫力；等等。

2．婴幼儿膳食维生素 C 的参考摄入量及食物来源

中国营养学会给出了不同年龄段婴幼儿膳食维生素 C 的参考摄入量，如表 1-20 所示。

表 1-20 婴幼儿膳食维生素 C 的参考摄入量

年龄/岁	AI/（$mg \cdot d^{-1}$）	EAR/（$mg \cdot d^{-1}$）	RNI/（$mg \cdot d^{-1}$）	UL/（$mg \cdot d^{-1}$）
0～	40	—	—	—
0.5～	40	—	—	—
1～3	—	35	40	400

注：“—”表示并未给出该数据。

维生素 C 广泛存在于新鲜的蔬菜和水果中，如西红柿、菜花、柿子椒、深色叶菜、苦瓜、柑橘、柚子、苹果、葡萄、猕猴桃和鲜枣等，尤其是绿叶蔬菜和酸味水果。

探索八 婴幼儿的水需求

水是人体必不可少的组成成分，在体内含量最高，且年龄越小，体内的含水量越高，其中，新生儿体内的含水量约占体重的 80%，婴幼儿约为 70%，成年人则为 50%～60%。

一、水在人体内的分布

人体内的水按分布位置可大致分为细胞内液与细胞外液两部分，细胞内液约占人体总含水量的 2/3，细胞外液则占 1/3 左右。其中，细胞外液又可分为三部分：① 血管内的液体，指血浆而非血液；② 细胞间液，指血液以外在细胞间隙中的液体；③ 脑脊液、淋巴、关节液等起特殊作用的液体。

此外，人体内各组织、器官的含水量也不同，例如，肾的含水量高达 80% 以上，心、脑、肺、肠道和皮肤等的含水量在 70% 以上，而脂肪组织的含水量仅为 10% 左右。

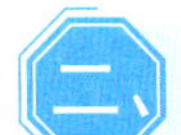

二、水的功能

（一）参与构成人体

水分布在人体所有的细胞、组织和器官内，对维持它们的形状、硬度和弹性起重要作用。

（二）参与新陈代谢

水有很强的溶解能力和电离能力，可使人体内的水溶性物质以溶解状态和电解质离子状态存在，以完成各种生理活动。同时，水还会凭借较大的流动性，加速营养物质和代谢废物在人体消化、吸收、循环和排泄过程中的运送，使人体内的新陈代谢和生理化学反应顺利进行。

（三）调节体温

水的比热较高，1 g 水升高 1℃就需要 4.2 J 热量。由于人体含有大量的水，代谢过程中产生的热能可大量被水吸收，所以人体在代谢过程中体温不会显著升高。同时，水的蒸发热也较高，水的蒸发热（即蒸发所需的能量）约为 2.4 kJ/mL，故人体只需蒸发少量的水即可散发大量的热，以此可维持体温的恒定。

（四）提高膳食的营养价值

膳食中的水对其他营养素的消化、吸收和代谢都有影响。例如，在蛋白质含量为 10% 的膳食中增加 20% 的水分，可使蛋白质功效比值（每摄入 1 g 蛋白质所增加的体重）提高 15%～20%。

（五）缓冲、润滑、保护器官和组织

水对人体的各种器官和组织都起到缓冲、润滑和保护作用。例如，眼泪可以防止眼球干燥，唾液有利于吞咽及保持咽部湿润，呼吸道和胃肠道黏液都有良好的润滑作用，等等。

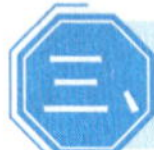

三、婴幼儿水的参考摄入量

目前，由于我国特定性别、年龄及生理状况人群水需要量的研究资料不充足，且缺乏评估水摄入量和相关健康效应的剂量-反应关系的科学研究与证据，因此中国营养学会尚不能给出有关人群水的平均需要量、推荐摄入量和可耐受最高摄入量，仅能制定水的适宜摄入量。婴幼儿水的适宜摄入量是基于婴幼儿平均每日水摄入量的调查数据，以及能量消耗与水代谢的关系制定的，如表 1-21 所示。

表 1-21　婴幼儿水的适宜摄入量

年龄/岁	饮水量/（$mL\cdot d^{-1}$）	总摄入量①/（$mL\cdot d^{-1}$）
0～	—	700②
0.5～	—	900
1～3	—	1 300

注：“—”表示并未给出该数据。

① 总摄入量包括食物中的水量和饮水量。

② 纯母乳喂养的婴儿无需额外补充水分。

婴幼儿饮水的注意事项

四、水的来源

人体内水的来源包括饮用水、食物中的水及内生水三大部分。

饮用水通常占人体水来源的一半以上；摄入的食物中含有一定量的水，占人体水来源的 30%～40%；内生水是三大产能营养素在体内氧化分解时产生的代谢水，约占人体水来源的 10%。

探索九　婴幼儿的膳食纤维需求

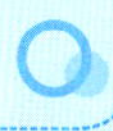

膳食纤维是指不可被人体消化、吸收，但在大肠中可被微生物发酵利用的可食用植物性成分、碳水化合物及其类似物的总和。膳食纤维虽不能被人体消化和吸收，但与人体健康密切相关，且对预防某些疾病起重要作用，是膳食中不可缺少的成分，被列为除水、三大供能营养素、矿物质和维生素外的第七类营养素。

根据溶解性，膳食纤维可分为可溶性膳食纤维与不溶性膳食纤维。可溶性膳食纤维包括果胶等，可影响小肠内葡萄糖和脂类的吸收；不溶性膳食纤维包括纤维素、半纤维素和木质素（植物细胞壁的主要成分）等，可在大肠中被微生物发酵而影响大肠的功能。

一、膳食纤维的功能

（一）促进大便的排出

膳食纤维可使肠道中的食物增大、变软，从而促进肠道蠕动，加快排便速度，防止便秘的发生。

（二）降低血脂水平

大多数可溶性膳食纤维可促进肝进一步分解胆固醇，从而降低血浆胆固醇的水平。同时，膳食纤维也可吸附胆汁酸（胆汁的主要成分）、脂肪等，使人体对脂肪的吸收率下降，进而起到降血脂的作用。

（三）改善肠道代谢

膳食纤维被肠道细菌酵解时可产生短链脂肪酸，这些脂肪酸一方面可作为大肠细胞的能量来源，另一方面可降低肠道 pH 值，减少毒素和致癌物的产生。

（四）控制血糖水平

可溶性膳食纤维可延长食物在小肠内的停留时间，降低葡萄糖的吸收速度，从而降低餐后血糖升高的幅度。此外，膳食纤维还可提高胰岛素受体的敏感性，从而提高胰岛素的利用率，降低血糖水平。

（五）控制体重

膳食纤维特别是可溶性膳食纤维，可以减缓食物由胃进入肠道的速度，并有吸水作用，可使人产生饱腹感而减少能量摄入，进而起到控制体重的作用。

二、婴幼儿膳食纤维的参考摄入量

由于膳食纤维不能被人体消化，因此人们难以获得膳食纤维摄入状况与人体内生化指标及其他相关健康效应的剂量-反应关系，这使得有关人群膳食纤维需要量的研究资料十分有限，难以制定膳食纤维的平均需要量、推荐摄入量和可耐受最高摄入量。中国营养学会根据我国居民膳食纤维膳食摄入量监测资料、膳食纤维与健康的证据资料，提出了婴幼儿膳食纤维的参考摄入量，如表 1-22 所示。

表 1-22　婴幼儿膳食纤维的参考摄入量

年龄/岁	AI/（$g \cdot d^{-1}$）
0～	—
0.5～	—
1～3	5～10

注：“—”表示并未给出该数据。

三、膳食纤维的食物来源

膳食纤维的食物来源包括以下几种：① 谷类，如稻米、麦面、小米和玉米等；② 薯类，如红薯和土豆等；③ 豆类，如黄豆、红豆和绿豆等；④ 食用菌类，如鲜蘑、香菇和金针菇等；⑤ 海藻类，如海带、紫菜和海白菜等。

食物中膳食纤维的含量与植物的成熟度和食物的加工方法有关。一般而言，植物的成熟度越高，膳食纤维的含量越高；食物加工越精细，膳食纤维的含量越低。此外，食物不同部位的膳食纤维含量也不同，例如，菜茎和菜叶、果皮和果肉的膳食纤维含量就相差悬殊，一般菜茎和果皮的膳食纤维含量明显高于菜叶和果肉。因此，为年龄较小的婴幼儿制作辅食时，应尽量选用嫩菜叶、将水果去皮，做成菜泥、果泥等，以软化膳食纤维或减少膳食纤维的含量。而随着婴幼儿年龄的增加，膳食中应逐渐增加膳食纤维含量高的食物，并改变烹饪方法，增加膳食纤维的含量。

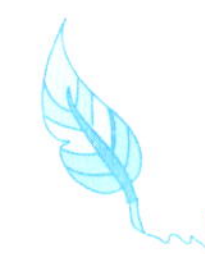

实战演练

一、不定项选择题

1. 能够满足某一特定性别、年龄及生理状况群体中绝大多数（97%～98%）个体对某种营养素需要的参考摄入量是（　　）。

A. 平均需要量　　B. 推荐摄入量
C. 适宜摄入量　　D. 可耐受最高摄入量

2. 健康状态下，婴幼儿的能量消耗途径有（　　）种。

A. 5　　B. 4　　C. 6　　D. 3

3. 中国营养学会建议，婴幼儿优质蛋白的摄入量应占蛋白质摄入总量的（　　）以上。

A. 25%　　B. 70%　　C. 60%　　D. 50%

4. 中国营养学会建议，婴幼儿应限制（　　）的摄入，以保障婴幼儿能量和营养素的双重需要，并改善其胃肠道环境。

A. 淀粉　　B. 纯能量食物　　C. 低聚糖　　D. 多糖

5. 1～3 岁幼儿每日膳食钙的推荐摄入量为（　　）mg。

A. 500　　B. 600　　C. 1 500　　D. 250

6. 1～3 岁幼儿每日膳食维生素 B_1 的推荐摄入量为（　　）mg。

A. 0.3　　B. 0.6　　C. 0.1　　D. 0.5

7. 人体内水的来源包括（　　）。

A. 饮用水　　B. 循环水　　C. 内生水　　D. 食物中的水

二、填空题

1. 平均需要量是指群体中各个体对某一营养素需要量的平均值。它可以满足某一特定性别、年龄及生理状况的群体中________的个体对某一营养素的需求，而不能满足另外________的个体对该营养素的需求。

2. 3 岁幼儿的蛋白质推荐摄入量为________。

3. 1～2 岁幼儿的 DHA 的适宜摄入量为________。

4. 碳水化合物的功能包括________、________、________、________和________。

5. 铁是人体内含量最多的微量元素，以两种形式存在于体内：一种是________，另一种是________。

6. 1～3 岁幼儿的锌推荐摄入量为________。

7. 婴幼儿膳食中的维生素 A 最好有________甚至是________以上由动物性食物提供。

8. 维生素 D 的来源分为________和________。

9. 维生素 B_2 在各类食物中广泛存在，但通常________中的含量要高于________。

三、判断题

1. 食物中膳食纤维的含量与植物成熟度和食物加工方法有关。一般而言，植物的成熟度越高，膳食纤维含量越高；食物加工越精细，膳食纤维含量越低。 (　　)

2. 人体内各组织和器官的含水量很平均。 (　　)

3. 1～3 岁幼儿的维生素 C 推荐摄入量为 50 mg/d。 (　　)

4. 0.5～1 岁婴儿的维生素 B_2 适宜摄入量为 0.5 mg/d。 (　　)

5. 1～3 岁婴儿的维生素 B_1 推荐摄入量为 0.6 mg/d。 (　　)

6. 维生素 B 族是相对独立的维生素，一种维生素 B 族的缺乏不会影响其他维生素 B 族的吸收和利用。 (　　)

7. 维生素 D_2 可以由人体表皮和真皮内含有的 7-脱氢胆固醇经日光中的紫外线照射后产生。 (　　)

8. 食物中硒的含量受土壤中硒的含量的影响较大，即使是同一品种的谷类或蔬菜，由于产地不同，其硒的含量也可能不同。 (　　)

9. 钙是唯一一个被证实过的对血红素铁和非血红素铁的吸收都有抑制作用的膳食因子。 (　　)

10. 婴幼儿对必需脂肪酸的缺乏较敏感。 (　　)

四、简答题

1. 简述蛋白质的功能。

2. 简述碳水化合物的功能。

3. 简述铁的主要食物来源。

4. 简述常见水溶性维生素的功能。

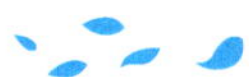

学思践悟

项目实践

婴幼儿营养需求讲座

【活动背景】

随着社会经济的发展和人们生活水平的提高，家长对婴幼儿营养的重视程度在不断提高，政府对婴幼儿营养问题的关注度也在不断提升，各种与婴幼儿营养相关的宣传活动层出不穷。

【活动内容】为提高同学们对婴幼儿营养需求相关知识的掌握程度，请效仿项目导入，自行组织一次以婴幼儿营养需求为主题的讲座。讲座的内容应至少包含以下几个方面：

（1）重视婴幼儿营养需求的意义。

（2）婴幼儿营养需求的具体内容。

（3）各类营养素的常见食物来源。

回忆与总结

各类营养素分别对婴幼儿的生长发育起到哪些作用？不同年龄段婴幼儿的能量和各类营养素的需要量是多少？

学习感悟

（1）请写出本项目中令你印象深刻的内容。

（2）请写出你在学习本项目的过程中受到的启发。

____

____

____

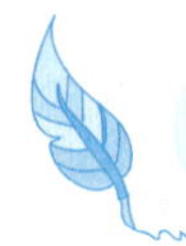

项目评价

全班同学每 5 人为一组，各组成员结合课前和课中的学习情况，以及实战演练和学思践悟的完成情况，按照表 1-23 的评价标准对本项目的学习效果进行自评和互评，并请任课教师进行总体评价。

表 1-23　项目考核评价表

考核内容	评价标准	分值	评价得分		
			自评分	互评分	师评分
知识与技能考核	了解营养素的种类、各类营养素的定义、能量单位与能量系数、婴幼儿的能量消耗途径	5			
	熟悉膳食营养素参考摄入量的内容，各类营养素的分类、功能、吸收及其影响因素，以及食物来源等内容	15			
	掌握婴幼儿膳食能量需求量和各类营养素的参考摄入量	20			
	能够对婴幼儿能量和各类营养素的摄入做出有针对性的指导	10			
过程与方法考核	课前积极搜集与婴幼儿营养需求相关的案例，并主动预习本项目的知识	10			
	认真思考项目导入中的问题，积极参与课堂互动活动，并踊跃发表自己的看法	10			
	积极地通过多种途径提升自己对本项目知识的掌握程度	10			
综合素养考核	具有培养探索婴幼儿营养需求的兴趣	10			
	具有为保障婴幼儿营养需求贡献力量的信念	10			
总分（自评×30%+互评×30%+师评×40%）					

项目二

婴幼儿常见食物的营养价值及其保留方法

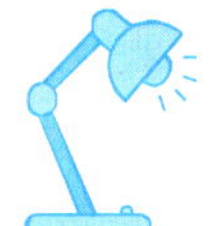

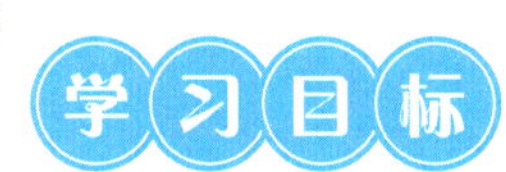

知识目标

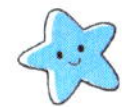 熟悉常见食物的营养价值。

 掌握常见食物营养价值的保留方法。

技能目标

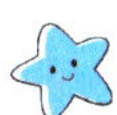 能够根据婴幼儿的营养需要科学地选择食物。

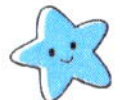 能够对如何保留食物的营养价值做出针对性的指导。

素质目标

 能够具备科学营养观，重视食物的营养价值及其保留方法。

 能够充分运用自己的专业知识加强食物营养知识的普及，筑起婴幼儿营养的第一道防线。

项目导入

自邀请李老师在社区举办婴幼儿营养需求讲座后，小孙俨然成了附近社区的“名人”。周末，崔奶奶来找小孙聊天。崔奶奶跟小孙讲，她的儿子与儿媳近日带着 1 岁的孙子来她家探亲。在这期间，由于在小孩子的食物选择和烹饪方法等方面存在分歧，崔奶奶和儿子发生了几次争论。听说小孙周末休息，崔奶奶便急忙来找小孙给自己出出主意。

听完崔奶奶的讲述后，小孙先安抚了一下崔奶奶的情绪，随后便耐心劝她转变旧的喂养理念，学习一些婴幼儿营养管理的知识，学会科学喂养婴幼儿。和崔奶奶谈完后，小孙意识到，现在有不少老人都承担着抚养孙辈的责任，但有些老人缺乏科学的婴幼儿喂养知识，不仅会因婴幼儿喂养问题与家人产生矛盾，甚至还会造成婴幼儿的健康问题，向这些老人传授相应的婴幼儿营养管理知识，将有利于保障婴幼儿的健康成长。

周一，小孙向李老师表达了自己的这一看法，李老师十分赞同小孙的观点，并向学校申请在附近的社区举办面向抚养孙辈老人的婴幼儿营养管理知识讲座。学校领导十分重视，决定由李老师牵头，在附近的社区举办题为“回馈社会——婴幼儿营养管理之常见食物的营养价值与保留方法”的讲座。

请思考：

（1）喂养婴幼儿的常见食物有哪些？这些食物分别具有怎样的营养价值？

（2）怎样才能尽可能地保留婴幼儿常见食物的营养价值？

探索一　谷类和薯类的营养价值及其保留方法

一、谷类的营养价值及其保留方法

谷类是以禾本植物为主的粮食作物籽实的总称，包括大米、小米、小麦、玉米、高粱和荞麦等，如图 2-1 所示。谷类是能量和蛋白质的主要食物来源，人体每日所需能量的 50%～60% 和每日所需蛋白质的 50%～55% 均由谷类及其制品提供。此外，谷类还是维生素 B 族和部分矿物质的主要食物来源。

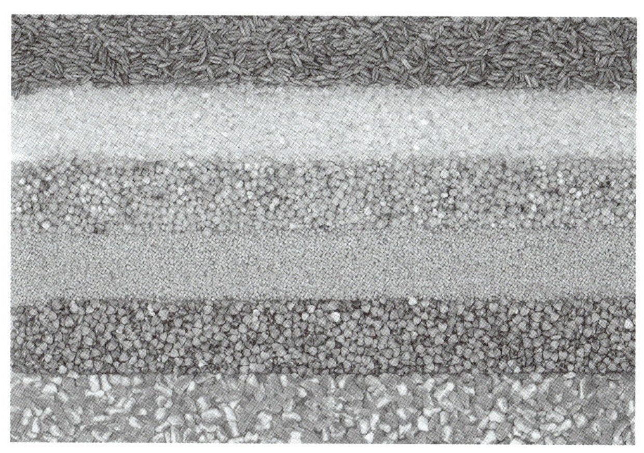

图 2-1 常见的谷类

（一）谷类的营养价值

1. 蛋白质

谷类中蛋白质的含量为 8%～15%，是人体所需蛋白质的重要植物性食物来源。虽然谷类提供了人体每日所需蛋白质的 50%～55%，但美中不足的是，其蛋白质所含的必需氨基酸的种类不全，故质量较差，需与其他食物搭配才能被有效地吸收和利用。

2. 脂类

谷类中脂类的含量较低，且不同谷类中脂类的含量差异较大。例如，小麦和大米中脂肪的含量很低，仅为 1%～2%；玉米中脂肪的含量可达 3%，主要分布在糊粉层与胚芽中。谷类中的脂类主要含不饱和脂肪酸，此外，谷类还含有较丰富的卵磷脂和植物固醇，因此对人体健康有诸多益处。

知识扩容库

谷粒的结构

谷粒是各种禾本科植物种子的统称，大致可分为谷皮、糊粉层、胚乳和胚芽 4 部分，如图 2-2 所示。

1. 谷皮

谷皮是谷粒的最外层，占谷粒重量的 13%～15%，主要由纤维素和半纤维素组成，并含有一定量的蛋白质、脂类、维生素和较多的矿物质，但不含淀粉。因谷皮不能被人体消化吸收，故在碾磨加工时常被舍弃。

2. 糊粉层

糊粉层位于谷皮与胚乳之间，占谷粒重量的6%～7%，含有较多的蛋白质、脂肪和丰富的维生素B族、矿物质，故营养价值较高。若谷粒碾磨加工过细，则糊粉层会与谷皮同时被分离而混入糠麸中，可对谷粒的营养价值产生较大的影响。

3. 胚乳

胚乳是谷粒的主要部分，约占谷粒重量的83%，主要由淀粉组成，并含有一定量的蛋白质，但脂肪、维生素和矿物质等的含量都很低。

4. 胚芽

胚芽位于谷粒的一端，占谷粒重量的2%～3%，含有丰富的蛋白质、脂类、矿物质、维生素B_1和维生素E，营养价值较高，但在碾磨加工过程中容易与胚乳分离而混入糠麸中。

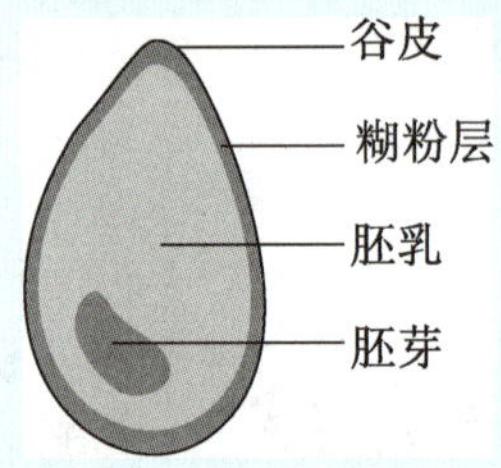

图2-2 谷粒的结构示意图

3. 碳水化合物

谷类中碳水化合物的含量为70%～80%，故谷类是人体能量供给的主要食物来源。谷类中的碳水化合物主要为淀粉，其主要分布在胚乳中。除淀粉外，谷类中的碳水化合物还有果糖、葡萄糖、纤维素等。

谷类中碳水化合物的作用广泛，除供能外，胚乳中的直链淀粉还可以抑制血糖升高，谷皮和糊粉层中的β-葡聚糖还可以促进肠道内有益菌的增殖，等等。

4. 矿物质

谷类中矿物质的含量为1.5%～3%，主要分布在谷皮及糊粉层中，其中，磷和钙的含量较高，铁的含量很低。由于谷类中的矿物质大多以植酸盐的形式存在，人体的吸收利用率较低，故谷类不能作为矿物质的主要食物来源。

谷类中碳水化合物的作用广泛，除供能外，胚乳中的直链淀粉可以抑制血糖升高，谷皮和糊粉层中的β-葡聚糖还可以促进肠道内有益菌的增殖，等等。

5. 维生素

谷类中含有丰富的维生素B族，包括维生素B_1、维生素B_2、烟酸和泛酸等，是维生

素 B 族的重要食物来源。谷类中的维生素 B 族主要分布在谷皮、糊粉层和胚芽中，因此，谷类的加工精度越高，保留的胚芽和糊粉层越少，维生素 B 组的损失就越多。

此外，谷类还含有少量的类胡萝卜素和维生素 D 的前体物质——维生素 D 原，如麦角固醇和谷固醇等。

（二）谷类营养价值的保留方法

淘洗会造成谷类中水溶性维生素和矿物质的损失，其中，维生素 B_1 可损失 30%～60%，维生素 B_2 和烟酸可损失 20%～25%，矿物质损失可达 70%，蛋白质、脂肪和碳水化合物也会有不同程度的损失。此外，谷类中各种营养素的损失程度还会随着淘洗次数的增多、浸泡时间的延长、水温的增高而加重。

因此，在为婴幼儿制作膳食时，为了较好地保留谷类的营养价值，应做到：① 尽量使用凉水淘洗，并减少淘洗的次数和时间；② 不要用力搓洗，洗净泥沙即可；③ 淘洗后不要浸泡，若已经浸泡，则应将浸泡的水和谷类一同烹饪；④ 采用蒸或焖的方式制作米饭，采用蒸、烙、烤的方式制作面食，以减少维生素 B 族的损失。

二、薯类的营养价值及其保留方法

薯类又称根茎类作物，是指具有可供食用的块根或块茎的陆生作物，包括马铃薯、甘薯和木薯等。薯类除了能提供丰富的碳水化合物外，还能提供较多的膳食纤维、矿物质和维生素，兼有谷类和蔬菜的双重营养作用。同时，薯类在人体内代谢后呈碱性，对维持体液的酸碱平衡有重要作用。中国居民食用的薯类主要是马铃薯和甘薯，故以下主要介绍马铃薯和甘薯的营养价值。

（一）马铃薯的营养价值

马铃薯（见图 2-3）又称土豆、山药蛋、洋芋等，营养丰富，既可作为蔬菜，也可作为主食，素有“第二面包”的美誉。

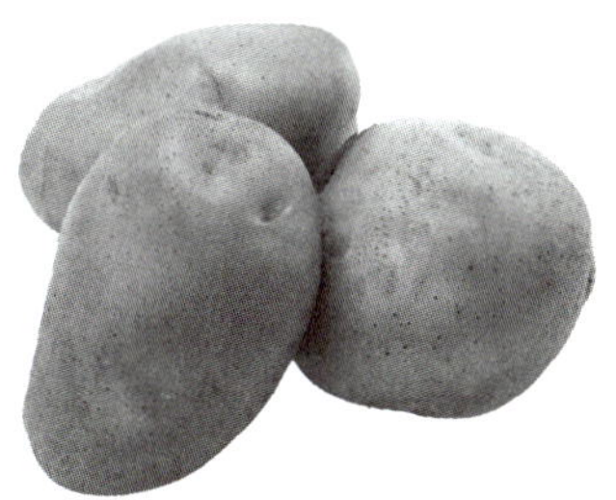

图 2-3　马铃薯

1. 蛋白质和脂类

马铃薯中蛋白质的含量为0.8%～4.6%，主要由盐溶性球蛋白和水溶性蛋白质组成。其中，盐溶性球蛋白几乎含有人体所需的全部必需氨基酸。马铃薯中脂类的含量很低，不足1%。

2. 碳水化合物

马铃薯中淀粉的含量为8%～29%，此外还含有葡萄糖、果糖、蔗糖等碳水化合物。这些碳水化合物的重量占马铃薯总重量的1.5%左右，且经过一段时间的储存后该占比会不断增加，最多可达7%。

3. 矿物质

马铃薯中的矿物质含量为0.4%～1.9%，其中，钾的含量最高，占马铃薯中矿物质总量的2/3以上。

4. 维生素

马铃薯中维生素的含量较高，尤其是维生素C和类胡萝卜素。此外，马铃薯中维生素B_1、维生素B_2和维生素B_6的含量也很高。

（二）甘薯的营养价值

甘薯（见图2-4）又称红薯、白薯、番薯或地瓜等，是我国居民较为喜爱的大众食物，有较高的营养价值。

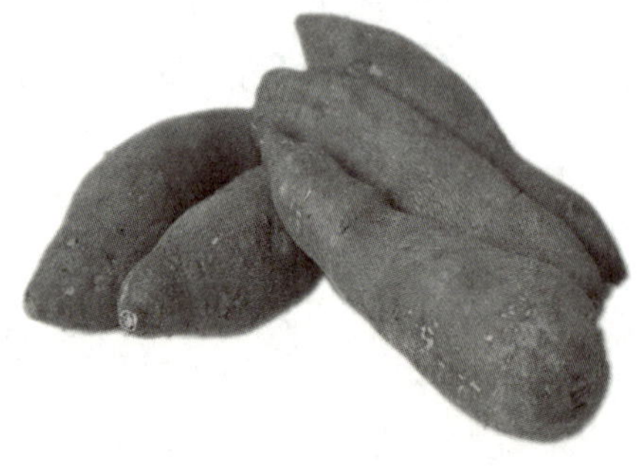

图2-4　甘薯

甘薯中淀粉的含量为10%～30%，可用于加工各种淀粉类产品；蛋白质的含量约为2%，且赖氨酸的含量较为丰富，与米、面混吃可提高整体膳食的营养价值。

甘薯中维生素的含量较高，尤其是类胡萝卜素（主要分布在红色的薯肉中）和维生素C，维生素B_1和烟酸的含量也比谷类的含量高。此外，甘薯中钙、磷、铁等矿物质的含量也较高。

（三）薯类营养价值的保留方法

研究表明，不同的烹饪方式对马铃薯中各种营养素的影响各不相同。例如，马铃薯在炸后会损失大量的维生素 C 和烟酸；在焯后会损失大量的维生素 B_1、维生素 B_2、维生素 B_6、钾、钙和磷等，同时也会损失大量的维生素 C 和烟酸。因此，在为婴幼儿制作以马铃薯为原材料的膳食时，建议采用蒸或炒的烹饪方式。

甘薯营养价值的保留方法与马铃薯类似，故此处不再详述。

讨论室

请根据各类营养素的性质及甘薯中各类营养素的含量，与同学探讨一下问题：甘薯中的哪些营养素会随水分的流失而损失较多？

探索二 蛋、禽畜肉类及水产动物类的营养价值及其保留方法

一、蛋的营养价值及其保留方法

蛋（见图 2-5）是指禽类所产的卵，主要有鸡蛋、鸭蛋、鹅蛋、鹌鹑蛋、火鸡蛋等。

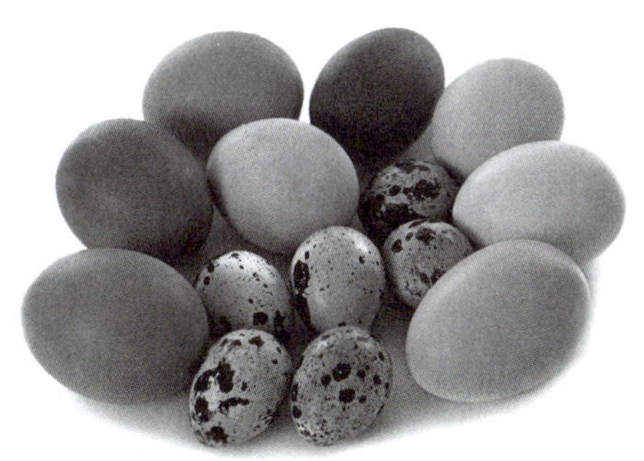

图 2-5 蛋

（一）蛋的营养价值

蛋中微量营养素的含量会受品种、饲料、季节等多方面因素的影响，但宏量营养素的含量总体上基本相同。下面主要讲述最常见的鸡蛋的营养价值。

1. 蛋白质

鸡蛋中蛋白质的含量为 10%～15%，平均每枚鸡蛋可为人体提供 6 g 蛋白质。此外，鸡蛋的生物价（食物中的蛋白质消化吸收后被机体利用的程度）高达 94，其蛋白质经消化吸收后很容易被人体利用。

鸡蛋中蛋白质的种类和质量基本恒定，分为蛋清蛋白质和蛋黄蛋白质两大类。其中，蛋清蛋白质作为优质蛋白质的代表，不但含有人体所需的全部必需氨基酸，且所含必需氨基酸的组成模式与人体中的组成模式相似，因此极具营养价值，甚至可被用来作为评价其他食物蛋白质营养价值的参考蛋白；蛋黄蛋白质主要是与脂类相结合的脂蛋白质，也具有较高的营养价值。

2. 脂类

鸡蛋中脂类的分布极不均衡，蛋清中脂类的含量极少，只占鸡蛋总脂类含量的 2% 左右，其余 98% 几乎都存在于蛋黄中。

蛋黄中脂类的含量为 30%～33%，其中脂肪占蛋黄脂类含量的 62%～65%，磷脂占蛋黄脂类含量的 30%～33%，固醇占蛋黄脂类含量的 4%～5%。蛋黄中的脂肪酸，以油酸最为丰富，约占蛋黄脂肪酸含量的 50%，亚油酸约占蛋黄脂肪酸含量的 10%，其余主要是硬脂酸、棕榈酸、棕榈油酸，以及微量的 AA 和 DHA。蛋黄中的脂类几乎全部以与蛋白质结合的良好乳化形式存在，具有较高的消化率。

3. 碳水化合物

鸡蛋中碳水化合物的含量极低，大约为 1%，且以两种状态存在：一部分与蛋白质相结合，含量为 0.5% 左右；另一部分游离存在，含量约为 0.4%，且这其中有 98% 为葡萄糖。

4. 矿物质

鸡蛋中的矿物质主要存在于蛋黄中。蛋黄中矿物质的含量为 1%～1.5%，其中磷的含量最为丰富，占蛋黄中矿物质总含量的 60% 以上，钙占 13% 左右。同时，蛋黄还是多种微量元素的良好食物来源，如铁、硫、镁、钾、钠等。虽然蛋黄中铁的含量较高，但由于卵黄高磷蛋白对铁的吸收具有干扰作用，故蛋黄中铁的生物利用率较低，仅为 3% 左右。

5. 维生素

鸡蛋中维生素的含量较高，且种类较全，包括所有的维生素 B 族、维生素 A、维生素 D、维生素 E、维生素 K 和维生素 C 等。需注意，鸭蛋和鹅蛋中的维生素含量高于鸡蛋。

（二）蛋营养价值的保留方法

蛋的营养价值在一定程度上受烹饪方式的影响，用清水煮熟是保留蛋营养价值的最佳烹饪方式。例如，煮鸡蛋中的维生素、矿物质和蛋白质等营养素几乎不会出现损失，而煎鸡蛋中维生素 B_1 和维生素 B_2 的损失率分别为 15% 和 20%，叶酸损失率高达 65%。因此，尽量采用煮的方式烹饪鸡蛋，当婴幼儿不喜欢或者厌烦煮鸡蛋时，再适当采用其他烹饪方式。

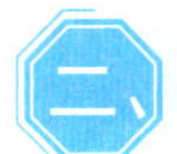

二、禽畜肉类及水产动物类的营养价值及其保留方法

从食物角度来讲，肉类不仅限于严格意义上的“肉”，即肌肉，还包括许多可食用的内脏和组织，如心、肝、肾、胃、肠、脾、肺，以及血、皮等。本书所讲的禽畜肉类包括禽类和畜类的肌肉及器官、组织，其中，婴幼儿膳食中常见的禽类有鸡、鸭、鹅等，常见的畜类有猪、牛、羊、兔等。

水产是指生活在海洋或内陆水域中的有一定经济价值的生物种类的统称。水产动物类是水产中的一大类，本书主要讲述水产动物类中的鱼类、软体动物类和甲壳类。

（一）禽畜肉类和水产动物类的营养价值

1. 禽肉类的营养价值

（1）蛋白质

禽肉中蛋白质的含量约为20%，其中，鸡肉中蛋白质的含量较高。禽类的内脏和组织中也含有较多的蛋白质，如胗中蛋白质的含量为18%～20%，肝和心中蛋白质的含量为13%～17%，鸡血和鸭血中蛋白质的含量约为8%。

（2）脂类

禽肉中的脂类主要为脂肪，此外还包括少量的磷脂和固醇类。火鸡和鹌鹑中脂肪的含量较低，在3%以下；鸡和鸽子中脂肪的含量为14%～17%；鸭和鹅中脂肪的含量达20%左右。

禽肉的脂肪中含有20多种脂肪酸，既有饱和脂肪酸又有不饱和脂肪酸，且以不饱和脂肪酸为主。其中，禽肉中的饱和脂肪酸以棕榈酸和硬脂酸居多；不饱和脂肪酸主要为油酸，其次为亚油酸。

（3）矿物质

禽肉中含有钾、钠、钙、镁、磷、铁、锰、锌、铜、硒、硫和氯等多种矿物质，总含量为1%～2%，其中钾的含量最高，其次是磷。

禽类的肝中富含多种矿物质，且平均水平均高于禽肉，尤其是铁的含量，高达10～30 mg/100 g，是铁最佳的食物来源。此外，禽类的心和胗中矿物质的含量也非常丰富。

（4）维生素

禽肉中脂溶性维生素的含量较低，水溶性维生素的含量较高（除维生素C外），尤其是维生素B族。禽肉中烟酸的含量特别丰富，尤其是鸡胸脯肉，烟酸的含量达10.8 mg/100 g，高于一般肉类。禽肉中泛酸的含量也较为丰富，为0.4～0.9 mg/100 g。此外，禽肉中还含有一定量的维生素E，为90～400 μg/100 g。

禽的肝中含有丰富的维生素B_1、维生素B_2和维生素A，且含量高于禽肉。例如，鸡肝中维生素 A 和维生素 B_2 的含量分别为 10 414 μg/100 g 和 1.1 mg/100 g，鸭肝中分别为 1 040 μg/100 g 和 1.05 mg/100 g；鹅肝中维生素 A 的含量为 6 100 μg/100 g，维生素 B_2 的含量略低，为 0.25 mg/100 g。此外，禽类的肝也是维生素 D 和维生素 E 的良好食物来源。

2．畜肉类的营养价值

（1）蛋白质

畜肉中蛋白质的含量为 10%～20%，主要分布在肌肉中，且动物的种类不同，其蛋白质的含量也会存在一定的差异。一般来说，猪肉中蛋白质的含量在 15% 左右，牛肉则高达 20% 左右，而羊肉介于猪肉和牛肉之间。

同一畜类不同部位的肉，因肥瘦程度不同，蛋白质的含量也存在较大差异，一般较瘦的畜肉蛋白质含量较高。例如，猪里脊蛋白质的含量约为 21%，肋条肉约为 10%；牛里脊蛋白质的含量约为 22%，前腿肉约为 16%；羊前腿肉蛋白质的含量约为 20%，后腿肉约为 18%。

一般来说，畜类心、肝、肾等内脏的蛋白质含量较高，且不同内脏蛋白质的含量也存在差异。例如，禽类肝中蛋白质的含量较高，为 18%～20%；心、肾中蛋白质的含量为 14%～17%。

畜类的皮肤和筋腱主要由结缔组织构成，蛋白质的含量为 35%～40%，且绝大部分为胶原蛋白和弹性蛋白；畜类的骨是一种坚硬的结缔组织，蛋白质的含量约为 20%；猪血、牛血和羊血中蛋白质的含量分别约为 12%、13% 和 7%。

（2）脂类

畜肉中脂肪的含量平均为 15%，所含的脂肪酸以饱和脂肪酸为主。畜肉中脂肪的含量与牲畜的品种、年龄及部位等因素有关。在人们常食用的畜肉中，猪肉中脂肪的含量最高（猪瘦肉为 6.2%），羊肉次之（羊瘦肉为 3.9%），牛肉最低（牛瘦肉为 2.3%）。

畜类内脏中脂肪的含量不高，在 6% 以下；脑的脂肪含量高于肌肉和内脏，为 10%～11%；血液中脂肪的含量很低，不到 0.5%；骨中脂肪的含量为 8%～15%，主要分布在骨髓中。

（3）矿物质

畜肉中矿物质的含量也因牲畜的品种、年龄和肥瘦程度的不同而存在一定的差异。例如，肥猪肉和瘦猪肉中矿物质的含量分别为 0.7% 和 1.1%，肥牛肉和中等肥度的牛肉中矿物质的含量分别为 0.97% 和 1.2%，羊肉和兔肉中矿物质的含量约为 1%。畜肉中的矿物质以钾的含量最为丰富，其次是磷，此外铁、锌、铜和硒等的含量也较丰富。需注意，畜肉中所含的铁主要以血红素铁的形式存在，而血红素铁在人体内消化率较高，且不易受食物中其他成分的干扰，有着较高的生物利用率，因此畜肉是铁的较好食物来源。畜类内脏中也富含多种矿物质，如磷、铁等，其中肝的含铁量居各内脏含铁量之首。

（4）维生素

畜肉中脂溶性维生素的含量很低，而水溶性维生素的含量较高，尤其是维生素 B 族。例如，猪肉中维生素 B_1 的含量可达 0.54 mg/100 g，维生素 D 的含量仅为 5 μg/100 g；不同种类畜肉中维生素 B_2 的含量差别不大，范围在 0.1～0.2 mg/100 g；牛肉中烟酸的含量较丰富，约为 6.3 mg/100 g；牛肉中叶酸的含量也较高，约为 10 μg/100 g，是猪肉和羊肉的 3 倍多。

畜类的内脏中也含有多种维生素，且维生素 B_2、生物素、叶酸、维生素 B_{12} 及脂溶性维生素的含量都不同程度地高于畜肉。例如，猪肉中维生素 A 的含量为 44 μg/100 g，而猪肝中高达 4 792 μg/100 g，是猪肉的 100 倍以上，羊肝更是高达 20 972 μg/100 g；牛肉中维生素 B_{12} 的含量仅为 2 μg/100 g，而牛肝中高达 110 μg/100 g；各畜类肝脏中叶酸的含量是相应畜肉中叶酸含量的 20～100 倍。

3. 水产动物类的营养价值

（1）鱼类的营养价值

根据生活区域和环境，鱼类大致分为海水鱼（如带鱼、鲈鱼、鲱鱼、鳕鱼、金枪鱼和沙丁鱼等）和淡水鱼（如鲤鱼、鲫鱼、草鱼和鲢鱼等）。鱼的营养价值较高，富含蛋白质和多种维生素，且胆固醇含量较低。

- 蛋白质：鱼中蛋白质的含量为 17%～20%，多为易于消化吸收的优质蛋白质，且氨基酸的组成也优于牛肉和奶酪。
- 脂类：鱼中脂肪的含量很少，主要分布于皮下组织和器官周围，且不同种类鱼的脂肪含量的差异非常明显。例如，鳗鱼和金枪鱼中脂肪的含量可达 16%～25%，而鳕鱼仅为 0.5%。鱼脂肪中不饱和脂肪酸的含量可达 60% 以上，且多为长链不饱和脂肪酸，如 EPA 和 DHA，其对婴幼儿脑和神经的生长发育十分有利，故鱼脂肪的营养价值较高。同时，鱼脂肪的消化率高达 95%，是人体必需脂肪酸的重要食物来源。
- 碳水化合物：鱼中的碳水化合物主要是糖原，含量通常在 10% 以下，此外还有黏多糖类等。
- 矿物质：鱼中矿物质的含量为 1%～2%，其中磷的含量极为丰富，钙、钠、氯、钾和镁等的含量也较高。
- 维生素：鱼中含有一定量的维生素 A 和维生素 D，且维生素 B_2 和烟酸的含量也较高，但维生素 C 含量较低。鱼油和鱼肝油是维生素 A 和维生素 D 的重要来源，同时也是维生素 E 的一般来源。

（2）软体动物类的营养价值

软体动物类通常是指海水中的软体动物，淡水中较少。软体动物种类繁多、形态各异，通常根据形态分为双壳类、单壳类和无壳类，其中，双壳类软体动物包括蛤、牡蛎、贻贝、扇贝和河蚌等，单壳类包括螺和鲍鱼等，无壳类软体动物包括章鱼和乌贼等。

软体动物类因低脂肪、低胆固醇、低碳水化合物，被称为健康食物。更为重要的是，软体动物类还富含人体所需的全部必需氨基酸，且酪氨酸和色氨酸的含量要高于牛肉和鱼。软体动物中矿物质的含量也较为丰富，其中含量最高的是硒，其次是锌，此外还含有碘、铜、锰、镍等微量元素。

（3）甲壳类的营养价值

甲壳类主要指虾和蟹。虾和蟹都是营养价值很高的食物，其蛋白质的含量丰富，脂肪含量较低且多为不饱和脂肪酸。虾中含有丰富的镁，对心脏活动具有重要的调节作用，能很好地保护心血管系统；同时富含磷和钙，对婴幼儿和孕妇都有一定的补益功效。蟹富含多种维生素，其维生素 B_2 的含量是畜肉类的 5～6 倍，维生素 B_1 的含量是一般鱼类的 6～10 倍。需注意，河蟹的肌肉中含有 10 余种游离氨基酸，其中谷氨酸、脯氨酸和精氨酸的含量高于一般动物性食物。

此外，虾和蟹中还有很多活性物质。例如，虾和蟹中的虾青素具有增强免疫力的功效；虾和蟹的外壳中含有大量的壳多糖和甲壳胺，其具有免疫活化作用，能够促进肠道内有益菌的增殖。

（4）其他水产动物类的营养价值

- 海参的营养价值：海参具有高蛋白、低脂肪的特点，并含有人体所需的多种营养素。海参体壁是海参主要的可食部分，主要由胶原蛋白组成。海参中含有 18 种氨基酸，其中精氨酸的含量很高，其具有改善脑神经传导作用；海参中的碳水化合物以多糖为主，主要分布于海参的体壁及内脏中；海参中脂肪的含量较低，新鲜海参体壁中脂肪的含量约为 0.2%；海参中还含有钙、铁、碘等 10 余种矿物质，以及维生素 B_1、维生素 B_2 等多种维生素。
- 海蜇的营养价值：海蜇每 100 g 可食用部分分别含蛋白质 12 g、脂肪 0.1～0.5 g、碳水化合物 4 g、钙 182 mg、碘 132 mg 和能量 66 kcal。

（二）禽畜肉类及水产动物类营养价值的保留方法

禽畜肉类及水产动物类的烹饪方式多种多样，常用的有炒、焖、蒸、炖、煮、煎、炸、熏和烤等。采用上述几种方式烹饪后，禽畜肉类及水产动物类中蛋白质的损失量不大，而且经烹饪后，其所含的蛋白质会更容易被消化吸收；但若想保留较多的矿物质和维生素，应采用炖、煮的烹饪方式。

禽畜肉类及水产动物类一般低温储存，储存方法主要包括冷藏法和冷冻法。其中，冷冻法能更好地保持禽畜肉类及水产动物类的营养价值。

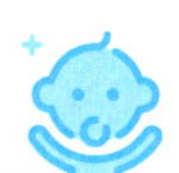

探索三　蔬菜和水果的营养价值及其保留方法

蔬菜和水果是膳食中某些维生素和矿物质的重要来源。同时，由于它们还含有较多的纤维素、果胶和有机酸等成分，能刺激胃肠道蠕动和消化液的分泌，因此在增强食欲和促进食物消化吸收等方面也有一定的作用。

一、蔬菜的营养价值及其保留方法

（一）蔬菜的营养价值

1. 叶菜类蔬菜的营养价值

叶菜类蔬菜主要包括白菜、菠菜、油菜、韭菜和苋菜等，如图 2-6 所示。叶菜类蔬菜中蛋白质的含量普遍较低，一般为 1%～2%；脂肪的含量不足 1%；碳水化合物的含量为 2%～4%；膳食纤维的含量约为 1.5%。叶菜类蔬菜还可提供类胡萝卜素、维生素 B_1、维生素 C 等维生素和钾、钙、磷、铁等矿物质。

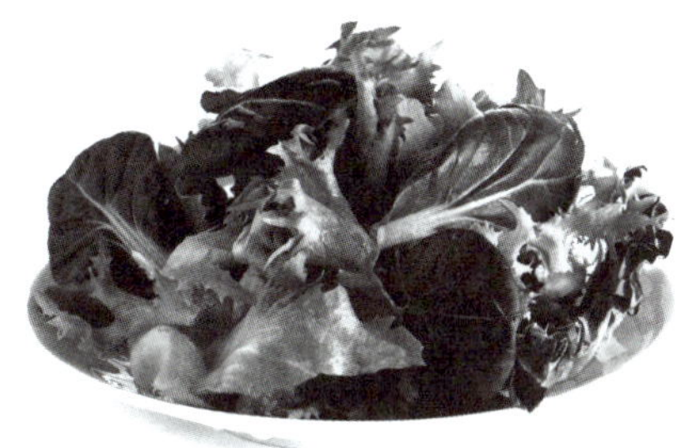

图 2-6　常见的叶菜类蔬菜

需注意，绿叶蔬菜中营养素的含量相对更丰富，尤其是类胡萝卜素的含量。此外，小白菜、菠菜中维生素 C 的含量最为丰富；芹菜和油菜中钙的含量较丰富，菠菜、空心菜中钙的含量虽然也比较丰富，但其所含的草酸易与钙结合形成不溶性的草酸钙，会影响钙的吸收。

2. 根茎类蔬菜的营养价值

根茎类蔬菜主要有萝卜、胡萝卜、藕、葱、蒜和竹笋等，如图 2-7 所示。一般来说，根茎类蔬菜的营养价值与叶菜类蔬菜相仿，其蛋白质的含量为 1%～2%；脂肪的含量不足 0.5%；碳水化合物的含量在不同种类之间相差较大，低者为 5% 左右，高者可达 15%～25%；膳食纤维的含量较叶菜类蔬菜低，约为 1%。

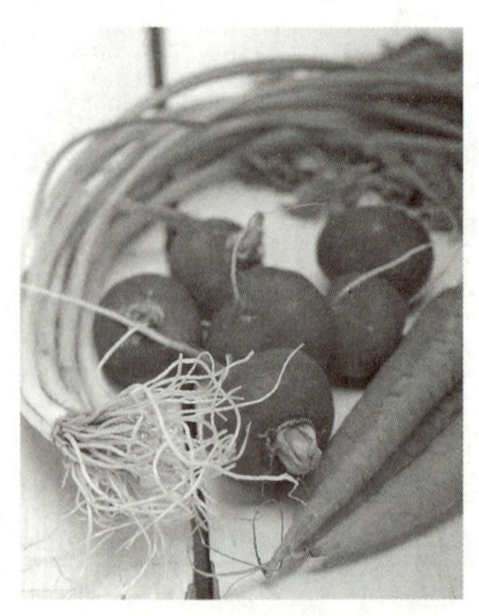

图 2-7 常见的根茎类蔬菜

3．瓜茄类蔬菜的营养价值

瓜茄类蔬菜主要有茭瓜、黄瓜、茄子、番茄和辣椒等，如图 2-8 所示。瓜茄类蔬菜因水的含量高，故营养素的含量相对较低，其蛋白质的含量为 0.4%～1.3%，脂肪的含量极低，碳水化合物的含量为 0.5%～3%，膳食纤维的含量为 1% 左右。

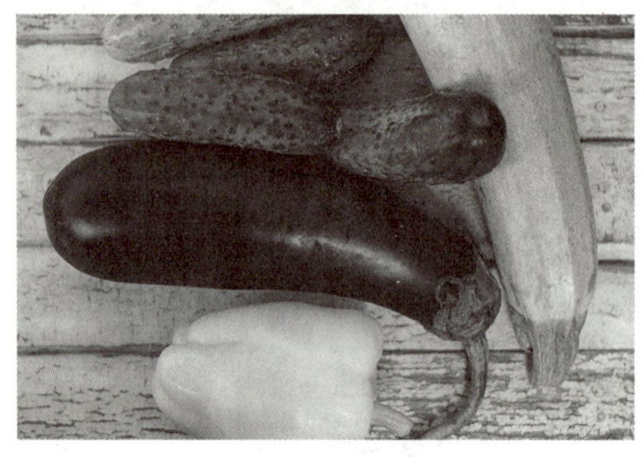

图 2-8 常见的瓜茄类蔬菜

但瓜茄类蔬菜的维生素含量相对丰富。例如，南瓜、番茄、辣椒中类胡萝卜素的含量较高；苦瓜、辣椒中维生素 C 的含量较高，番茄中维生素 C 的含量虽然不高，但是其含有的有机酸能够保护维生素 C 不被破坏，因此也是一种较好的维生素 C 食物来源。需注意，辣椒不仅含有丰富的维生素 C，还含有丰富的硒、铁和锌等矿物质，是一种营养价值较高的食物。

4．鲜豆类蔬菜的营养价值

海洋蔬菜的营养价值

鲜豆类蔬菜主要有毛豆、扁豆、四季豆等，与其他类型的蔬菜相比，营养素的含量较高。鲜豆类蔬菜中蛋白质的含量为 2%～14%，平均为 4% 左右，并且质量也较高；脂肪的含量不高，除毛豆外，均在 0.5% 以下；碳水化合物的含量为 4% 左右；膳食纤维

的含量为1%～3%；类胡萝卜素、维生素B_1、钾、钙、铁、锌、硒、磷等维生素和矿物质的含量均比其他类型的蔬菜高。

（二）蔬菜营养价值的保留方法

1. 合理选择

（1）蔬菜普遍含有丰富的维生素，但一般来说，鲜叶中维生素的含量高于枯叶，深色菜叶中维生素的含量高于浅色菜叶，因此，为婴幼儿制作膳食时，宜选择新鲜、色泽深的蔬菜。

（2）随着现代加工工艺的发展，新鲜蔬菜可加工成多种蔬菜制品，如脱水蔬菜、速冻蔬菜、泡菜和腌菜等，以满足不同地区、不同口味人群的需要。但经过加工后，新鲜蔬菜中的营养素，尤其是维生素，均会有不同程度的损失，而且某些蔬菜制品（如腌菜）中会含有一定量的亚硝酸盐，所以尽量为婴幼儿选择新鲜蔬菜，少提供蔬菜制品。

2. 合理处理与烹饪

（1）水溶性维生素（如维生素C和维生素B族）易溶于水，所以处理蔬菜时宜先洗后切，尤其要避免将切过的蔬菜长时间浸泡在水中，以避免水溶性维生素的大量损失。此外，洗好后的蔬菜也不宜长时间放置，以避免维生素被氧化破坏。

（2）任何烹饪方式都会造成蔬菜中营养素的损失，所以对能生吃的蔬菜，如番茄和黄瓜等，尽量采用生吃和凉拌的方式。若需烹饪，应急火快炒，亦可加入少量的醋和淀粉，以保护维生素不被破坏。此外，为减少蔬菜中草酸对钙吸收的影响，在烹饪草酸含量高的蔬菜（如菠菜等）时，可先将其焯一下，以使其中的大部分草酸留在水中。需注意，对蔬菜进行焯水处理时，应先烧开水再放菜，以减少加热时间，从而减少营养素的损失。

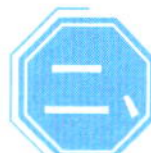

二、水果的营养价值及其保留方法

（一）水果的营养价值

水果（见图2-9）的种类很多，如苹果、橘子、桃、梨、杏、葡萄、香蕉和菠萝等，其中水的含量很高（多数可达80%～90%），故营养素的含量相对较低。与蔬菜一样，水果也是维生素和矿物质的良好食物来源。

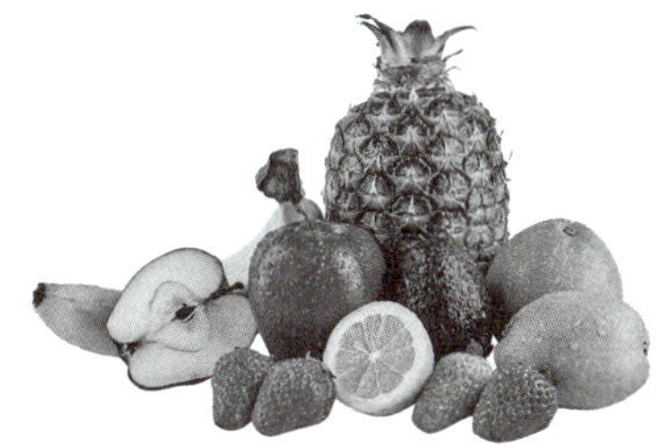

图2-9 水果

1. 蛋白质、脂类和碳水化合物

水果中蛋白质和脂肪的含量均不超过1%；碳水化合物的含量在不同种类之间差异较大，低者约为6%，高者可达28%，且主要以双糖或单糖形式存在，因此食之甘甜。

2. 矿物质

水果中矿物质的含量在 0.4% 左右，其中含量较高的是钾，钠的含量则较低，故水果是改变膳食中钾钠比例的重要食物类别。

此外，部分水果中还含有较为丰富的镁和铁，例如，草莓、大枣和山楂中铁的含量较高，并同时富含维生素 C 和有机酸，故这些水果中铁的吸收利用率也较高。

3. 维生素

水果中均含有丰富的维生素 C 和类胡萝卜素。其中，柑橘类水果（如橘子和橙子等）是维生素 C 的良好食物来源，草莓、山楂、鲜枣、猕猴桃和龙眼等在某些季节也是维生素 C 的优良食物来源，而苹果、梨和桃等在为人体提供维生素 C 方面的意义不大。黄色和橙色的水果可为人体提供类胡萝卜素，如芒果、黄桃、黄杏、柿子和黄肉甜瓜等。此外，部分水果中也含有较丰富的叶酸和维生素 B_6。

知识扩容库

干果及其营养价值

干果（见图 2-10）是新鲜经过加工制成的果干，如葡萄干、杏干、蜜枣和柿饼等，是非常受欢迎的食物之一。受加工的影响，干果较水果的维生素含量低，尤其是维生素 C，但由于水的含量减少，干果中蛋白质、碳水化合物和矿物质的含量相对增加。例如，鲜葡萄中蛋白质的含量为 0.7%、碳水化合物的含量为 11.5%、钙的含量为 19 mg/100 g，而加工成葡萄干后，其蛋白质、碳水化合物和钙的含量依次增加到 4.1%、78.7% 和 101 mg/100 g。干果虽失去了水果的某些营养特点，但因其易于储存和运输，且别具风味，也有一定的食用价值。

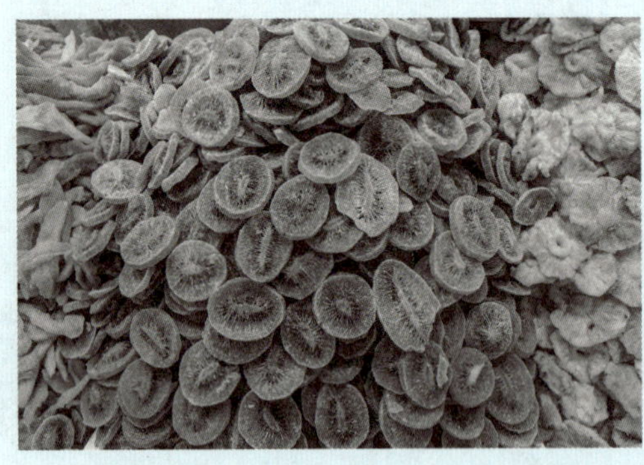

图 2-10　干果

（二）水果营养价值的保留方法

水果可为人体提供各类维生素，尤其是水溶性维生素，因此，应尽量为婴幼儿提供新鲜的水果，且采用生食的方式。此外，为了保留水果中水溶性维生素的含量，应注意正确的清洗、切割顺序，即先清洗再切割。

探索四 乳及乳制品的营养价值及其保留方法

一、乳及乳制品的营养价值

乳是指雌性哺乳动物分泌的乳白色或乳黄色的不透明液体。在日常膳食中，常见的乳有牛乳、羊乳和骆驼乳等，其中，牛乳又可分为奶牛乳、水牛乳、牦牛乳等。此外，根据哺乳动物泌乳进程的不同，乳可分为初乳、常乳和末乳。以牛乳为例，牛初乳是指母牛产犊后一周内所分泌的乳汁；牛常乳是指母牛产犊一周后至干奶期（停止产乳前15天）开始之前所分泌的乳汁，是乳制品（乳制品是指以乳为主要原料加工而成的食品）的主要生产原料；牛末乳是指母牛在干奶期所分泌的乳汁。

（一）乳的营养价值

1. 蛋白质

奶牛乳中蛋白质的含量比较丰富，大约为3%；牦牛乳和水牛乳中蛋白质的含量则更高，可达4%以上。需注意，牛乳中所含的蛋白质是优质蛋白质，营养价值远高于植物蛋白质，不仅含有人体所需的全部必需氨基酸，且所含必需氨基酸的比例也比较符合人体的需求。同时，乳作为流体食物容易被人体消化吸收，是人体补充蛋白质的良好食物来源。乳中的蛋白质主要以酪蛋白和乳清蛋白的形式存在，分别占80%和20%左右。

2. 脂类

乳中的脂类主要是乳脂肪，其含量与蛋白质相仿，为3%～5%。乳脂肪主要以脂肪球的形式存在。每毫升牛乳中有20亿～40亿个脂肪球，平均直径为3 μm；羊乳中脂肪球的大小仅为牛乳脂肪球的1/3，而且大小均匀，更易消化吸收。

乳脂肪的营养价值主要通过消化率、不饱和脂肪酸和必需脂肪酸占总脂肪酸的比例等方面体现。膳食中脂肪的消化率与其熔点密切相关，熔点低于人体体温的脂肪消化率较高，而不饱和脂肪酸占比较高的脂肪熔点较低，更易被人体消化利用。牛乳和羊乳中的不饱和脂肪酸的含量均占总脂肪酸含量的30%左右，其中必需脂肪酸含量分别占总脂肪酸含量的3.4%和4.1%；母乳中的不饱和脂肪酸的含量占总脂肪酸含量50%以上，其中必需脂肪酸的含量占总脂肪酸含量的12%～24%，显著高于牛乳和羊乳，因此，无论是从消化率还是从不饱和脂肪酸和必需脂肪酸占总脂肪酸的比例考虑，母乳的营养价值均优于牛乳和羊乳。

3. 碳水化合物

乳及乳制品中的碳水化合物主要以乳糖的形式存在。乳糖在各种乳中的含量有所差别，其中，母乳中含量最高，其次为羊乳，再次为牛乳。

4. 矿物质

乳中的矿物质主要包括钠、钾、钙、镁、氯、磷、硫、铜和铁等，并因品种、饲料和泌乳期等的不同而有所差异。其中，初乳中矿物质的含量最高，常乳中略有下降。

5. 维生素

乳中几乎含有所有的维生素，是人体所需维生素的重要食物来源，但各类维生素的含量差异较大。例如，100 g牛乳中约含有24 μg维生素A、1 mg维生素C、0.21 mg维生素E。羊乳中虽维生素A和维生素E的含量高于牛乳，且多数维生素B族的含量也比较丰富，但其叶酸和维生素B_{12}的含量较低，如果纯羊乳喂养婴幼儿，则容易造成婴幼儿巨幼细胞贫血，进而影响婴幼儿的生长发育。

知识扩容库

关于乳的生物活性物质

乳中含有大量的生物活性物质，其中较为重要的有乳铁蛋白、生物活性肽和共轭亚油酸等。这些生物活性物质对人体的健康具有重要的作用，使乳更具营养价值。

1. 乳铁蛋白

乳铁蛋白在牛乳中的含量为20～200 μg/mL，具有以下功能：① 抑菌杀菌；② 调节巨噬细胞和其他吞噬细胞的活性，从而抵抗炎症，减少胃肠道感染；③ 促进肠道黏膜细胞的分裂和更新；④ 刺激肠道内双歧杆菌的生长；⑤ 抗病毒；⑥ 调节铁代谢；⑦ 促进生长发育。

2. 生物活性肽

乳中的蛋白质在人体肠道的消化过程中可产生多种生物活性肽，包括增强巨噬细胞吞噬活性的免疫调节肽、促进钙吸收的酪蛋白磷酸肽、促进细胞合成DNA的促生长肽，以及抑制细菌生长的抗菌肽等。

3. 共轭亚油酸

共轭亚油酸具有多种特殊的生物活性，如调节免疫系统活性、促进生长发育和提高身体中肌肉的比例等。

（二）乳制品的营养价值

乳制品种类繁多，常见的有灭菌乳、奶粉、炼乳和发酵乳等。各种乳制品的营养价值由于加工方法不同而存在着明显的差异。

1. 灭菌乳的营养价值

灭菌乳是指生乳经灭菌后得到的乳制品，其营养价值较生乳有不同程度的损失。

以牛乳为例。牛乳中的乳清蛋白对热不稳定，温度升高会使乳清蛋白变性。例如，巴氏杀菌可使 15.4% 的乳清蛋白发生变性；超高温瞬时杀菌使乳清蛋白的变性率高达 71.1%，并且经超高温瞬时杀菌后，乳清蛋白中具有免疫功能的免疫球蛋白的免疫活性几乎丧失殆尽。

热处理对牛乳中脂溶性维生素的影响不大，但对水溶性维生素的影响较大。相较于生牛乳，巴氏杀菌后牛乳中维生素 B_1、维生素 B_6、维生素 B_{12} 和维生素 C 的损失率分别为 11.9%、0～8%、5% 和 16.6%，而超高温灭菌后牛乳中上述维生素的损失率分别为 9.4%～18%、3.2%～7.3%、18% 和 10%～30.1%。此外，乳中的维生素 A 和维生素 E 可因氧化而减少，因此超高温灭菌乳若在常温、有氧的条件下长期储存，会损失更多的维生素。

生牛乳中含有丰富的钙，其中 1/3 是可溶性钙，但生牛乳经高温特别是超高温瞬时杀菌后，一部分可溶性钙会变成不溶性钙，不易被人体消化吸收。此外，超高温瞬时杀菌还会使牛乳在接触的加热面上生成乳石，而乳石的主要成分是蛋白质、脂肪，以及钙、磷、镁等矿物质，因此超高温瞬时杀菌会使牛乳中的多种营养物质受到损失。

2. 奶粉的营养价值

奶粉是指生乳经脱水干燥后制成的粉状固体，方便储存和运输，而且可以根据需要添加一些营养物质或脱脂。

奶粉中蛋白质、矿物质和脂肪等主要营养成分与生牛乳大致相同，但维生素 B_1、维生素 B_6 等有 10%～30% 的损失，维生素 C 的损失也较多。所以，目前市场上的奶粉，大多添加维生素以弥补加工过程中的损失，同时额外添加铁、锌和铜等乳及乳制品本身含量较低的矿物质，以提高奶粉的营养价值。

冲泡奶粉的常见错误

3. 炼乳的营养价值

炼乳是指将生乳浓缩加工后所得到的乳制品，通常分为淡炼乳和甜炼乳两种。

淡炼乳由生乳在低温、真空条件下经浓缩、灭菌而成，其水的含量较生乳约减少 2/3，维生素的含量较生乳也有所降低。

甜炼乳的加工方法与淡炼乳相似，只是在加工过程中需要先添加 15% 的蔗糖，再进行浓缩。甜炼乳中蔗糖的含量可达 45%，在食用时需添加适量的水进行稀释，而稀释后其营养成分的含量又相对下降，故不宜供婴幼儿食用。

4. 发酵乳的营养价值

发酵乳是指生乳经预处理后接种入人工培养的有益菌（作为发酵剂），在一定的保温条件下进行发酵而获得的乳制品。

在发酵过程中，生乳中的部分蛋白质水解为更易消化的肽和氨基酸，部分脂肪也会水解为更易消化的脂肪酸，因此发酵乳中的蛋白质和脂肪更易被人体消化利用。同时，发酵乳中的有益菌能够释放生物活性物质和维生素 B 族，使得发酵乳在提供营养、调节肠道微生态、促进人体健康等方面更具优势。

5. 奶酪的营养价值

奶酪也称干酪，是指以生乳为原材料，通过加入适量的乳酸菌或凝聚酶，使蛋白质发生凝固，再加入盐，通过压榨工序排出乳清后获得的乳制品。每 100 g 奶酪分别含能量 328 kcal、脂肪 23.5 g、碳水化合物 3.5 g、蛋白质 27.5 g、维生素 A 152 μg RAE、维生素 B_1 0.06 mg、烟酸 0.62 mg、维生素 E 0.6 mg、维生素 B_2 0.9 mg、胆固醇 11 mg、钙 799 mg、铁 24 mg 和锌 6.97 mg。由于奶酪在加工过程中流失大量的水，所以水溶性维生素也随之大量流失，特别是维生素 C，几乎全部流失。

二、乳及乳制品营养价值的保留方法

乳及乳制品含有丰富的优质蛋白质和钙，具有很高的营养价值，不仅可作为小月龄婴儿的主要食物，还可作为大月龄婴幼儿的重要辅食和营养类食物。需注意，由于生乳中水的含量高，营养素种类齐全，十分有利于微生物的生长繁殖，所以必须为婴幼儿提供灭菌乳。

在酸性条件下，乳中的酪蛋白会发生凝集、沉淀，难以被婴幼儿消化吸收，因此，为婴幼儿提供的乳中不宜添加果汁等酸性饮料，也不宜安排乳与水果一同食用。

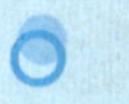

探索五　豆类和油籽类的营养价值及其保留方法

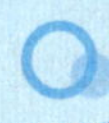

一、豆类的营养价值及其保留方法

（一）豆类的营养价值

1. 大豆的营养价值

大豆包括黄豆、青豆和黑豆，营养价值丰富，含有较多的优质蛋白质、中等量的脂肪和较少的碳水化合物。

（1）蛋白质

大豆中蛋白质的含量较高，一般为35%～40%，其中，黑豆中蛋白质的含量可达50%以上。大豆中的蛋白质不仅含量高，营养价值也很高，除含硫氨基酸（如甲硫氨酸、胱氨酸）的含量略低外，其他氨基酸的比例与人体需求较为接近，虽然比蛋和牛乳略差，但在植物性食物中是最好的。

（2）脂类

大豆中脂肪的含量为15%～20%，但其中不饱和脂肪酸的含量可达80%以上，且必需脂肪酸含量丰富。例如，大豆中亚油酸的含量占大豆中不饱和脂肪酸总量的51.7%～57%，亚麻酸占2%～10%。因此，虽然大豆的出油率不高，但以大豆为原料榨成的豆油是一种优质食用油。此外，大豆中还含有1.64%左右的磷脂。

（3）碳水化合物

大豆中碳水化合物的含量相对较低，为20%～30%，且组成比较复杂。成熟大豆中淀粉的含量很低，仅为0.4%～0.9%。大豆中的碳水化合物除蔗糖和淀粉（含量均较低）外，其余均不能被人体利用。

（4）维生素

大豆中维生素的含量很低，而且在加工过程中大部分已被破坏。比较有营养学意义的是大豆中含有一定量的维生素E，因其是脂溶性维生素，能随大豆中的脂肪一起被提取出来，所以损失较少。

（5）矿物质

大豆中矿物质的含量为4%～4.5%。其中，钙的含量较高，每100 g大豆约含钙376 mg；磷、钾、镁和铁等的含量也较高；此外还含有少量的钠、锰、锌、铝和铜等。大豆中的植酸能与钙、镁结合形成不溶性的植酸盐，可严重影响人体对钙、镁等的吸收。

2. 其他豆类的营养价值

本书所介绍的其他豆类主要指绿豆、赤豆、豌豆等。

其他豆类中蛋白质的含量中等，为20%～35%；脂肪的含量少，多数为1%左右；碳水化合物的含量较高，若与谷类等一起做成各种主食，如绿豆粥、八宝饭等，可丰富膳食结构，提高膳食整体的营养价值；其他营养素的含量与大豆近似。因此，其他豆类也是植物性食物中营养价值较高的一类。

3. 豆制品的营养价值

豆制品（见图2-11）是指以大豆或绿豆等为原料制成的食物，包括豆浆、豆腐脑、豆腐、豆腐干和豆芽等，还包括经过发酵制成的豆腐乳、豆豉和豆瓣酱等。

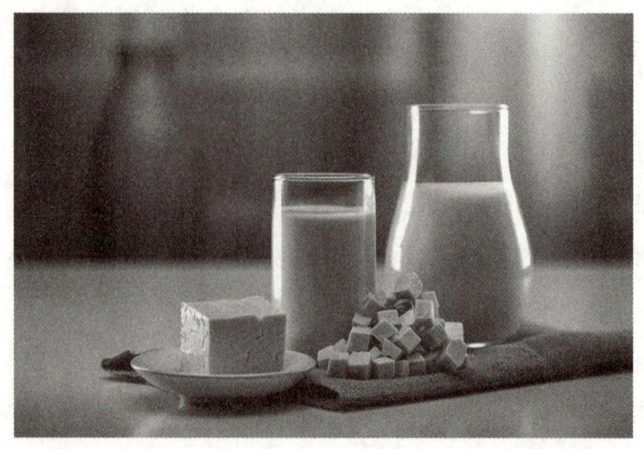

图 2-11 豆制品

（1）豆腐的营养价值

豆腐中蛋白质的含量不高，约为 8%，但消化率很高，可达 92%～96%；钙的含量极为丰富，约为 164 mg/100 g，因此豆腐是钙的良好食物来源。

（2）豆浆的营养价值

豆浆中蛋白质的含量近似牛乳，且必需氨基酸的种类也较齐全，因此豆浆是蛋白质的良好食物来源。但豆浆中水的含量较高，故其他营养素（如脂肪、碳水化合物、甲硫氨酸、钙、维生素 B_2、维生素 A 和维生素 D 等）的含量相对较低。

饮用豆浆的注意事项

（3）豆芽的营养价值

豆芽通常是以大豆和绿豆为原料制作而成的。由于在豆类发芽过程中，其内的蛋白质会被分解成氨基酸或多肽，所以豆芽中蛋白质的吸收利用率较高。同时，豆类中的淀粉在发芽后被分解为单糖，更易于人体消化吸收。此外，豆类在发芽过程中，某些酶的作用还会使其部分维生素的含量倍增，尤其是维生素 C，其在豆类中的含量几乎为零，但在豆芽中的含量可达 6～8 mg/100 g。

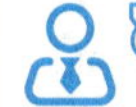

榜样人物

“大豆院士”盖钧镒：一生只为豆满仓

1936 年，盖钧镒出生在江苏省无锡市的一个知识分子家庭。生长在战火纷飞的年代，科学报国成为许多有志青年的理想，盖钧镒也不例外。“我要学理科，长大要当科学家，通过科学来强国，为国家做贡献！”

1953 年，盖钧镒高中毕业准备报考大学。然而，由于体检未通过，盖钧镒与理想的专业失之交臂。于是他决定选择学习农业来实现报国理想。最终，盖钧镒被南京农学院（现为南京农业大学）录取。

1957年，21岁的盖钧镒以优异的成绩完成大学学业。同年11月，他前往江苏省涟水县进行锻炼。涟水县是当时江苏省条件最苦的县之一，在涟水县，通过与当地农民同吃同住同劳动，盖钧镒第一次感受到农民面朝黄土背朝天的艰苦朴实。两年的农村锻炼经历，在盖钧镒的心里打上了深深的烙印：农产品成本高、价格低，同样是劳动，为什么如此不平等，为什么受穷受累的永远是农民？“这也是后来我为什么一心要为农业、为农民做点事情的原因。”盖钧镒说。

20世纪60年代初，盖钧镒跟随著名大豆遗传和试验统计学家马育华开始大豆领域的研究。

1980年，44岁的盖钧镒成功考取了首批国家公派出国访问学者的资格，赴美国艾奥瓦州立大学担任客座助教。留学期间，盖钧镒了解到，20世纪50年代，美国的大豆产业因胞囊线虫病几乎一蹶不振，是我国小黑豆的抗病基因挽救了美国大豆产业的命运。这让他意识到，中国的野生大豆中蕴藏着丰富的大豆遗传资源，这些是中国的宝贵财富，亟待人们的保护和研究。

回国后，盖钧镒全身心投入大豆研究事业，开始筹建大豆种质库，寻找野生大豆隐藏的优质基因。近20年的时间，从研究单位到农村地头，盖钧镒的脚步几乎踏遍了中国所有的大豆产区，一共收集到15 000余份大豆品种。

1998年，盖钧镒的研究团队建成了大豆种质综合性状数据库，其保存规模在当时为中国第二、世界第三，仅次于中国国家作物种质库和美国农业部的大豆种质资源库。

虽然在种质资源方面已取得重大进展，但国内的大豆种植产业仍受进口大豆的影响而发展较慢。“一边是国内市场对大豆的巨大需求，另一边则是国家每年都要花费大量外汇从国外进口大豆。”盖钧镒列出一组数据说明当时大豆产业面临的严峻情况：2017年，我国的大豆产量为1 440万吨，但总需求量为11 079万吨，自给率仅为13%；进口大豆量累计达9 554万吨，占全年粮食进口总量的73.1%。

作为大豆的原产国，也曾是世界上最大的大豆生产国和出口国，中国却落到此种境遇，这让盖钧镒深感揪心和压力。尤其是面对风云变幻的国际形势，盖钧镒愈发体会到“中国人的饭碗要牢牢端在自己手中”的必要性和迫切性。盖钧镒暗下决心，一定要将大豆培育工作持之以恒地做下去。

由于国外地广人稀，机械化程度高，所以国外大豆的种植成本较低。而在我国，农民种植大豆的收益远远比不上种植水稻等其他作物。考虑到这一情况，盖钧镒决定，将提高大豆产量作为壮大我国大豆产业的突破口。

除了通过常规育种方法选育出20多个高产品种外，盖钧镒还带领团队探索通过选育高产理想株型来达到高产突破的目标。他们主持和参加育成的南农30、南农88-31等20多个大豆新品种，在长江中下游和黄淮部分地区推广5 000多万亩，大豆亩产提高10%，达到近200公斤/亩。

除重视大豆产量外，盖钧镒团队还按照人体健康的需求培育出氨基酸组成均衡的新品种大豆，这种大豆的营养价值在某些方面甚至高于牛奶。

时至今日，盖钧镒研究团队收集大豆种质的脚步仍未停歇。在盖钧镒心里，收集我国大豆原产地的种质资源，就是在积累国家财富。日复一日、年复一年，盖钧镒用“认真”二字总结自己做人做事的特点。“一生只为豆满仓”是对盖钧镒一生奋“豆”的生动诠释。

资料来源：蔡漪铃、许天颖，《盖钧镒：奋“豆”不止》，
《中国教育报》2020年03月26日，有改动

（二）豆类营养价值的保留方法

不同的加工和烹饪方式对大豆蛋白质的消化率会产生明显不同的影响。例如，大豆蛋白质被纤维素包裹后，与人体内消化酶的接触程度较低，此时的消化率就较低，但当大豆经过水泡、碾磨等加工处理后，纤维素被软化、破坏或去除，大豆蛋白质的消化率就会有所提高。具体来说，整粒熟大豆蛋白质的消化率仅为65.3%，但加工成豆浆后可达84.9%，加工成豆腐后则可提高到92%～96%。再如，大豆含有胰蛋白酶抑制素，它能抑制胰蛋白酶的消化作用，使大豆中的蛋白质难以分解为人体可吸收利用的各种氨基酸，但是充分加热可抑制大豆中胰蛋白酶的活性，所以大豆及其制品须经充分加热煮熟后方可食用。

此外，大豆中含有丰富的赖氨酸，与谷类混合食用可较好地发挥蛋白质的互补作用；大豆中甲硫氨酸的含量较少，而动物性食物（如肉类和蛋类）中含有较多的甲硫氨酸，两者混合食用也可以较好地发挥蛋白质的互补作用。也就是说，将豆类、肉类和谷类混合食用是最理想的，可以获得很高的蛋白质利用率。

二、油籽类的营养价值及其保留方法

油籽类品种较多，一般用于制油，有些也可以直接食用，如花生、芝麻、葵花子等。油籽类的脂肪含量一般在40%～70%，此外也含有丰富的蛋白质和其他多种营养素。

（一）油籽类的营养价值

1. 花生的营养价值

花生中脂肪的含量为39%～51%，其中不饱和脂肪酸占总脂肪酸含量的70%以上；蛋白质的含量为26%～35%，且必需氨基酸的种类齐全，其中以赖氨酸的含量最为丰富，谷氨酸和天冬氨酸的含量也较高，这些氨基酸对促进婴幼儿脑的发育起重要作用，

因此花生常被誉为健脑食物。

此外，花生仁还含有维生素 E、维生素 B 族，以及钾、钙、铁、锌等矿物质，其中烟酸和维生素 B_1 的含量较为丰富。

2. 芝麻的营养价值

核桃的营养价值

芝麻中脂肪的含量为 45%～58%，其中不饱和脂肪酸占总脂肪酸含量的 85%～90%，且油酸和亚油酸各占不饱和脂肪酸含量的 50%；蛋白质的含量为 20%～26%，且其氨基酸组成与瘦肉的氨基酸组成基本相同，属于优质蛋白质。

3. 葵花子的营养价值

葵花子中脂肪的含量为 50% 左右，且不饱和脂肪酸占比较多。例如，亚油酸的比例高达 60% 以上；蛋白质的含量较高，且含有较多的赖氨酸。此外，葵花子中还含有大量的维生素 E、维生素 B 族和多种矿物质（如锌、铁等）。

（二）油籽类营养价值的保留方法

油籽的脂肪中，不饱和脂肪酸的比例较高，易被氧化而酸败变质，因此保存时应尽量隔绝空气并放置于干燥阴凉处。

知识扩容库

常见调味品的营养价值

1. 食盐的营养价值

一般来说，人们日常生活中食用的盐为精制盐，即已去除杂质、90% 以上的成分为氯化钠的盐。在精制盐中添加人体必需的各种营养素又可以制成营养盐，如碘强化盐、钙强化盐、锌强化盐和硒强化盐等。

除营养盐可提供人体必需的某些营养素外，食盐中含量最高的氯化钠对人体还具有以下重要作用：① 钠离子和氯离子是维持细胞外液渗透压的主要成分；② 钠离子可与血液中的碳酸氢根离子形成碳酸氢钠，参与人体的酸碱平衡调节。

2. 食糖的营养价值

食糖的主要成分为蔗糖，人们日常生活中常用的糖为白糖和红糖。白糖中碳水化合物的含量可达 99%，但只能提供能量，不能提供营养素；红糖没有经过精炼，保留了少量的天然营养素，如钙、磷、钠、镁、钾和铁等矿物质和一些维生素等。

3. 酱油的营养价值

酱油是以小麦、大豆及其制品为主要原料，接种曲霉菌种后经发酵调制而成的。经过微生物和酶的作用，原料中的蛋白质分解为氨基酸和多肽等含氮物质，淀粉分解为双糖和单糖，这些分解出的物质都具有重要生理功能。此外，酱油中还含有一定量的维生素B族，其中维生素B_2的含量较高，可达0.05～0.2 mg/100 g。

4. 食醋的营养价值

食醋是以谷类为原料酿造而成的含有醋酸的液体调味品。食醋的主要成分是醋酸，此外还含有丰富的钙、氨基酸、琥珀酸、葡萄酸、乳酸和维生素B族等对身体有益的营养成分。

5. 味精的营养价值

味精是以碳水化合物为原料，利用水解法或发酵法经提取、浓缩、结晶等工序制成的具有特殊鲜味的白色结晶粉末，主要成分是谷氨酸钠。谷氨酸钠被人体吸收后，除了可合成氨基酸外，还具有调节血浆渗透压、溶解纤维素等作用。但由于谷氨酸钠易与人体内的锌结合成谷氨酸锌（不能被人体利用，会随尿液排出），故2岁以下婴幼儿的食物中不宜添加味精。

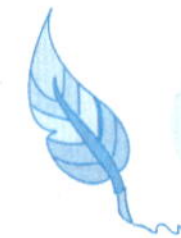

实战演练

一、不定项选择题

1. 谷类中碳水化合物的含量为（　　）。

   A. 60%～65%　　B. 70%～80%　　C. 50%～55%　　D. 80%～90%

2. 蛋类中蛋白质的含量为（　　）。

   A. 50%～55%　　B. 60%～70%　　C. 20%～30%　　D. 10%～15%

3. 畜肉中蛋白质的含量为（　　）。

   A. 50%～60%　　B. 50%～55%　　C. 40%～50%　　D. 10%～20%

4. 下列选项中，类胡萝卜素含量最低的是（　　）。

   A. 南瓜　　B. 番茄　　C. 辣椒　　D. 茄子

5. 新鲜水果中的碳水化合物多以（　　）的形式存在。

   A. 寡糖　　B. 双糖或单糖　　C. 多糖　　D. 低聚糖

6. 下列选项中，脂肪含量最高的是（　　）。

   A. 大豆　　B. 绿豆　　C. 赤豆　　D. 豌豆

二、填空题

1. 谷类中碳水化合物的类型主要为________。
2. 鸡蛋中的蛋白质可分为________和________两大类。

3．黄色和橙色水果（如芒果、黄桃、黄杏、柿子和黄肉甜瓜等）可提供________。

4．牛乳中的蛋白质主要以________和________的形式存在，分别占蛋白质总量的________和________左右。

5．乳中含有的天然碳水化合物主要以________的形式存在，该物质在________中的含量最高。

三、判断题

1．谷类所含蛋白质的质量较好。（　）

2．经过一段时间的储藏后，马铃薯中除淀粉外的碳水化合物的占比会不断增加。（　）

3．蛋黄中矿物质的含量为1%～1.5%，其中以磷的含量最为丰富。（　）

4．在人们常食用的畜肉中，以猪肉的脂肪含量最高。（　）

5．禽类的肝脏是铁的极好食物来源。（　）

6．羊乳中维生素A和维生素E的含量高于牛乳，且维生素B族的含量也比较丰富，因此适合作为1岁以下婴儿的主食。（　）

7．大豆中钙、磷、钾、镁和铁等矿物质的含量较高，是钙的较好食物来源。（　）

8．芝麻所含蛋白质的氨基酸组成与瘦肉中蛋白质的氨基酸组成基本相同，故芝麻中的蛋白质属于优质蛋白质。（　）

四、简答题

1．简述保留谷类和薯类营养价值的方法。

2．简述保留蔬菜营养价值的方法。

3．简述保留乳及乳制品营养价值的方法。

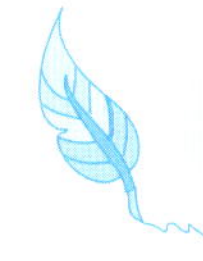

学思践悟

项目实践

婴幼儿常见食物营养价值保留方法大调查

【活动背景】

采取正确的食物营养价值保留方法是婴幼儿营养与膳食管理中的重要一环。如果采用了错误的营养价值保留方法，那么即使食物本身的营养价值很高，最终能被人体吸收利用的营养素也不会太多。因此，掌握正确的食物营养价值保留方法是十分重要的。

【活动内容】请同学们观察并记录托育机构（可由任课教师联系）一周内每餐对各类的处理方法，并结合本项目内容分析所用的方法能否较好地保留食物的营养价值。每位同学需将自己的调查结果整理汇总为一个 PPT，PPT 的内容应包括：

（1）本周食用的食物种类。

（2）对各种食物采用的处理方法。

（3）对食物的处理方法是否能较好地保留食物的营养价值。

PPT 制作完成后，在学习小组内展示，并与组内成员互相交流、探讨自己的分析结果。

回忆与总结

婴幼儿日常生活中常吃的食物有哪些？这些食物分别可提供哪些营养素？日常膳食中，应如何保留这些食物的营养价值？

学习感悟

（1）请写出本项目中令你印象深刻的内容。

（2）请写出你在学习本项目的过程中受到的启发。

项目评价

全班同学每 5 人为一组，各组成员结合课前和课中的学习情况，以及实战演练和学思践悟的完成情况，按照表 2-1 的评价标准对本项目的学习效果进行自评和互评，并请老师进行总体评价。

表 2-1　项目考核评价表

考核内容	评价标准	分值	评价得分		
			自评分	互评分	师评分
知识与技能考核	熟悉常见食物的营养价值	15			
	掌握常见食物营养价值的保留方法	15			
	能够根据婴幼儿的营养需要科学地选择食物	15			
	能够对如何保留食物的营养价值做出有针对性的指导	15			
过程与方法考核	课前积极搜集食物营养价值与保留方法的相关案例，并主动预习本项目的知识	5			
	认真思考引导案例中的问题，积极参与课堂互动活动，并踊跃发表自己的看法	10			
	积极地通过多种途径提升自己对本项目知识的掌握程度	5			
综合素养考核	具有科学的营养观，重视食物的营养价值及其保留方法	10			
	能够充分运用自己的专业知识加强食物营养知识的普及，为保障婴幼儿营养贡献自己的一份力量	10			
总分（自评×30%＋互评×30%＋师评×40%）					

项目三

婴幼儿食谱制定与膳食搭配制作管理

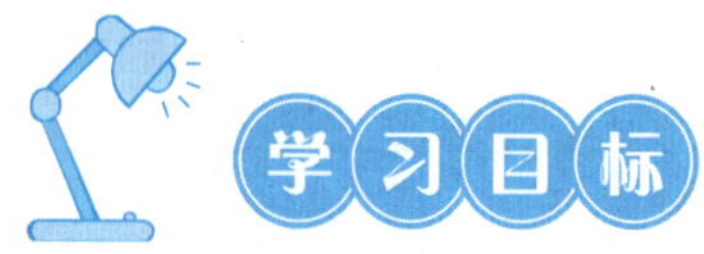

学习目标

知识目标

- 了解食谱制定的依据、膳食搭配的基本原则和主要类型。
- 熟悉食谱制定的注意事项、膳食制作的基本原则。
- 掌握食谱制定的流程、膳食制作的主要方法。

能力目标

- 能够为婴幼儿制定合理的食谱。
- 能够为婴幼儿制作适宜的膳食。

素质目标

- 培养正确的婴幼儿膳食观。
- 树立“我为婴幼儿营养保驾护航”的责任感。

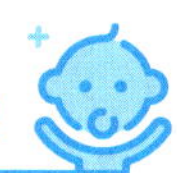

项目导入

为了更好地帮助学生了解未来的工作内容，小孙所在的学校为婴幼儿托育服务与管理专业的学生们组织了一次校外活动，由任课教师李老师带领学生们前往当地著名的××托育中心参观学习。

在参观的过程中，学生们被告知可以根据自己的职业规划，选择跟随从事自己目标岗位的托育中心工作人员进行“参与式”学习。立志成为营养师的小孙选择跟随××托育中心的首席营养师李东进行学习。

恰逢周五，李东需要和托育中心的其他工作人员一起设计下周的婴幼儿营养食谱，小孙也就此列席旁听。

请思考：

（1）制定婴幼儿食谱时应考虑哪些因素？具体的婴幼儿食谱制定流程是怎样的？

（2）制定婴幼儿食谱时，应考虑膳食搭配与膳食制作的哪些要点？

探索一　婴幼儿食谱制定管理

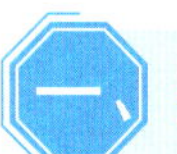

一、婴幼儿食谱制定的依据

（一）婴幼儿的膳食特点

婴幼儿的膳食特点通常表现为以下几方面。

1. 从单纯乳类膳食逐步过渡到接近成人膳食

6 月龄以下的婴儿提倡纯母乳喂养，因为母乳中含有婴儿生长发育所需的全部营养素。同时，对不能纯母乳喂养的婴儿应为其选用优质的婴儿配方奶。对于 6 月龄以上的婴幼儿，单纯乳类膳食所含的营养素已经不能满足这个年龄段婴幼儿生长发育的需要，必须为其添加其他食物。提供其他食物时，主要从单一的泥糊状食物开始，逐渐过渡到软、烂、碎、细、小块状的多样化食物，最终接近成人膳食。

2. 膳食中优质蛋白质的比例较高

婴幼儿由于正处在心身发育的重要时期，新陈代谢旺盛，生长发育迅速，需要充足的能量和蛋白质，因此其膳食中蛋、奶、肉、鱼、豆制品的数量较多，膳食中优质蛋白质的比例较高。

3. 多选择易于消化的食物和烹饪方式

婴幼儿消化器官的发育尚不完善，主要表现为口腔较小，牙齿的咀嚼、舌的搅拌及吞咽能力较差，对食物的消化能力弱，等等。因此，婴幼儿膳食多选择易于消化的食物和烹饪方式，以与婴幼儿的消化能力相适应，即多选择切碎煮烂食物，避免选择高温油炸、过于油腻的食物，多选择温度适宜、无刺激性的食物。例如，为婴幼儿提供的面条应软烂，面食以发面为好；肉要切碎或切末，鸡、鱼要去骨刺；花生、核桃要制成泥或酱；水果要去皮、核；粗纤维含量多及油炸的食物要少用；刺激性食物不选或少选用；等等。

4. 膳食多色香味形俱佳

为引起婴幼儿的食欲，保证婴幼儿摄入充足的食物，婴幼儿膳食多色彩鲜艳、香气浓郁、酸甜可口、咸淡适宜、形状可爱，色香味形俱佳。

5. 餐次多

婴幼儿由于胃容量较小、每餐的进食量较小，以及肝糖原的储存量较小，再加上新陈代谢旺盛、活泼好动，能量消耗相对较多，因此其餐次较多。例如，6 月龄以下的婴儿，一般每天进食 6～8 次；6 月龄以上的婴幼儿，多每日 4～5 餐，或在三餐之外还增加 1～2 次点心。

（二）婴幼儿膳食指南

为了帮助婴幼儿个体和群体科学合理地安排膳食，满足婴幼儿对各种营养素的需要，避免可能产生的营养缺乏或营养过剩的危害，中国营养学会制定了婴幼儿膳食指南，对婴幼儿的合理喂养提出合理的建议，其中关于婴幼儿食谱制定的相关内容总结如下。

1. 0～6 月龄婴儿喂养指南

（1）纯母乳喂养

母乳是 0～6 月龄婴儿最理想的天然食物。母乳所含的营养素种类齐全，各种营养素之间的比例也很合理，还含有其他动物乳类不可替代的免疫活性物质，非常适合生长发育迅速、生理功能尚未完全发育成熟的婴儿。同时，母乳喂养经济、安全又方便，不易使婴幼儿发生过敏反应。因此，0～6 月龄婴儿应首选纯母乳喂养。

0～6 月龄婴儿母乳喂养中的常见问题及其处理方法

对 0～6 月龄纯母乳喂养婴儿应按需喂奶，每日可以喂奶 6～8 次以上。在 4 月龄以前，如果婴儿体重不能达到标准体重，则需要增加母乳喂养次数。纯母乳喂养最少坚持6个月，即使婴儿开始添加辅食，也应继续给予母乳喂养，最好能坚持到婴幼儿2岁。

（2）适当补充维生素D

母乳中维生素D含量较低，单纯母乳喂养不能满足婴儿对维生素D的需求，因此应为婴儿适当补充维生素D，可带其到户外接受适宜的光照，以促进皮肤中维生素D的合成；也可为其适当补充富含维生素D的制剂（建议每日10 μg），尤其是在北方寒冷的冬春季节和南方梅雨季节，这种补充方法对预防婴幼儿维生素D的缺乏尤为重要。

（3）及时补充适量维生素K

由于母乳中维生素K含量低，不能满足婴儿自身的需求，因此为了预防0～6月龄婴儿出现与维生素K缺乏相关的出血性疾病，应注意在专业人员指导下及时给0～6月龄婴儿补充维生素K。

（4）不能用纯母乳喂养时，宜首选婴儿配方奶粉喂养

由于种种原因，如乳母患有传染性疾病、精神障碍、乳汁分泌不足或无乳汁分泌等，无法纯母乳喂养婴儿时，建议首选适合0～6月龄婴儿的配方奶粉喂养婴儿，不宜直接用普通液态奶、成人奶粉、蛋白粉等喂养。

2．7～12月龄婴儿喂养指南

（1）乳类优先，继续母乳喂养

乳类仍是7～12月龄婴儿营养的主要来源，建议应首先保证该年龄婴儿每日600～800 mL的奶量，以确保正常的体格和智力发育。母乳仍是婴儿的首选食物，建议对7～12月龄的婴儿继续母乳喂养，若母乳不能满足婴儿需要时，可使用相应的配方奶予以补充。对于不能用母乳喂养的7～12月龄婴儿，亦建议选择相应的配方奶。

（2）及时、合理添加辅食

从7月龄开始，需要逐渐给婴儿补充一些非乳类的其他性状的食物，以满足其营养需要，包括果汁、菜汁等液体食物，米粉、果泥、菜泥等半固体食物，以及软饭、烂面、切成小块的水果、切成小块的蔬菜等固体食物，这一类食物称为辅助食物，简称“辅食”。添加辅食的顺序如下：首先添加谷类食物（如婴儿营养米粉），其次添加蔬菜汁（泥）、水果汁（泥），最后添加动物性食物（如蛋羹、鱼、禽、畜肉泥、肉松等）。建议动物性食物添加的顺序为：蛋黄泥、鱼泥（剔净骨和刺）、全蛋（如蒸蛋羹）、肉末。

辅食添加的原则：每次只添加一种新食物，由少到多、由稀到稠，循序渐进；逐渐增加辅食的种类；由半固体食物逐渐过渡到固体食物。例如，从7月龄时开始添加半固体食物（如米糊、菜泥、果泥、蛋黄泥和鱼泥等），8～9月龄时可由半固体食物逐渐过渡到可咀嚼的软固体食物（如烂面、碎菜、全蛋和肉末等），10～12月龄时可逐渐转为以进食常规固体食物（如米饭、小块的鸡胸肉等）为主的膳食。

辅食添加四大要点

（3）尝试多种多样的食物，膳食尽量不加调味品

开始添加辅食后，婴儿每餐膳食可逐渐开始尝试搭配谷类、蔬菜、动物性食物，每日应安排有水果，应让婴儿逐渐开始尝试和熟悉多种多样的食物，特别是蔬菜类，并逐渐过渡到除乳类以外由其他食物组成的单独一餐。随着月龄的增加，应根据婴儿需要，增加每餐食物的品种和数量，并调整进餐次数，可逐渐增加到每日三餐（不包括乳类进餐次数）。同时，限制婴儿果汁的摄入量或避免提供低营养价值的饮料，以免影响其进食量。制作辅食时应尽可能不加调味品，但可添加少量食用油。

3．1～3 岁幼儿喂养指南

（1）继续给予母乳喂养或其他乳制品，逐步过渡到食物多样

继续给予母乳喂养直到幼儿 2 岁，或给予添加了铁、维生素 A 等多种微量营养素的幼儿配方奶粉。如果幼儿不能摄入适量的乳制品，可通过其他途径为其补充优质的蛋白质和钙，如蒸蛋羹等。

当幼儿满 2 岁时，可逐渐停止母乳喂养，但是应每日继续提供幼儿配方奶粉和其他的乳制品。同时，应根据幼儿的牙齿发育情况，适时增加细、软、烂的膳食，并不断丰富种类，不断增加数量，逐渐向食物多样过渡。

（2）选择营养丰富、易消化的食物

幼儿食物的选择应遵循营养丰富、易消化的原则，充分考虑能量需要，增加优质蛋白质的摄入，以保证幼儿正常的生长发育；增加铁的供应，以避免铁缺乏和缺铁性贫血的发生。鱼类脂肪有利于婴幼儿的神经系统发育，可适当选用鱼虾类食物，尤其是海鱼类。对于 1～3 岁幼儿，应每月选用猪肝 75 g，或鸡肝 50 g，或羊肝 25 g，做成肝泥，分次食用，以增加其维生素 A 的摄入量。不宜给幼儿直接食用坚硬的食物、易误吸入气管的硬壳果类（如花生）食物、腌腊类食物和油炸类食物等。

（3）采用适宜的烹饪方式，单独加工制作膳食

幼儿膳食应单独加工、烹饪，并选用适合的加工方法和烹饪方式。例如，应将食物切碎煮烂，以易于幼儿咀嚼、吞咽和消化，并特别注意食物要完全去除皮、骨、刺、核等；大豆、花生等较硬的食物，应先磨碎，制成泥、糊、浆等状态后，再提供给幼儿；制作膳食宜采用蒸、煮、炖、爆等烹饪方式，不宜采用炸、烤、烙等方式；味道以清淡为好，不应过咸，更不宜辛辣刺激，尽可能少用或不用调味品；注重花样与品种的交替更换，以利于保持幼儿对进食的兴趣。

（4）合理安排零食，避免过瘦与肥胖

正确选择零食品种，合理安排零食时机，做到既可增加幼儿对膳食的兴趣，又有利于能量补充，还可避免影响主餐食欲和进食量。因此，零食应以水果、乳制品等营养丰富的食物为主，控制纯能量类零食的食用量，如糖果、甜饮料等含糖量高的食物。

（5）每日足量饮水，不喝含糖的饮料

水是人体必需的营养素，是人体结构、代谢和功能的必要条件。幼儿新陈代谢相对高于成人，对能量和各种营养素的需要量也相对更多，对水的需要量也更多。1～3 岁幼儿每日水的总摄入量为 1 300～1 600 mL（包含饮水、汤和乳类等），其中饮水量为 600～700 mL。

幼儿最好的饮料是白开水。目前市场上许多含糖饮料和碳酸饮料含有葡萄糖、碳酸、磷酸、咖啡因等物质，过多地饮用这些饮料，不仅会影响幼儿的食欲，易使幼儿发生龋齿，而且会造成能量摄入过多，导致肥胖或营养不良等问题，不利于幼儿的生长发育，因此幼儿应避免摄入含糖饮料。

二、婴幼儿食谱制定的流程

婴幼儿食谱制定是指根据婴幼儿的膳食特点与营养需求，科学、合理地规划和设计婴幼儿膳食内容的过程。婴幼儿食谱主要包括一日或一周各餐次主食和副食的名称、数量和烹饪方法，具体可分为一日食谱或一周食谱。

本书以一位健康的 2 岁男性幼儿的一日食谱为例进行讲解，具体的食谱制定方法和步骤（营养成分计算法）如下。

（一）确定一日的能量需要量和产能营养素需要量

根据用餐婴幼儿的性别、年龄、生理状况和活动强度等，确定其一日的能量需要量和产能营养素（蛋白质、脂肪和碳水化合物）需要量。对于无特殊情况的婴幼儿，其一日的能量需要量可以参照《中国居民膳食营养素参考摄入量（2023 版）》中能量参考需要量来确定（托育机构集体就餐以平均值计算，如所有就餐婴幼儿的平均年龄所对应的能量参考需要量等）。

根据《中国居民膳食营养素参考摄入量（2023 版）》，健康的 2 岁男性幼儿，每日能量总需求为 1 100 kcal，脂肪供能占 35%，碳水化合物供能占 50%～65%，蛋白质供能占 0%～15%，则 3 种产能营养素的能量分配计算如下：

蛋白质：1 100 × 15% = 165（kcal）

脂肪：1 100 × 35% = 385（kcal）

碳水化合物：1 100 × 50% = 550（kcal）

由于婴幼儿处于生长发育的重要阶段，需要足量的优质蛋白，故计算能量分配时，蛋白质的供能比取最大比例。

根据产能营养素的能量系数可将其折算成具体质量。其中，蛋白质的产能系数是 4 kcal/g，脂肪的产能系数是 9 kcal/g，碳水化合物的产能系数是 4 kcal/g，故一日的 3 种产能营养素的需要量计算如下：

蛋白质：165÷4＝41.25（g）

脂肪：385÷9 ≈ 42.8（g）

碳水化合物：550÷4＝137.5（g）

（二）计算产能营养素的三餐两点需要量

以 3 种产能营养素每日需要量为基础，按照三餐两点能量分配比例（一般适宜的分配比例为早餐占 20%，早点占 5%，午餐占 35%，午点占 10%，晚餐占 30%），计算出 3 种产能营养素三餐两点的需要量，具体计算过程如下：

早餐：蛋白质＝41.25×20%＝8.25（g）；脂肪＝42.8×20%＝8.56（g）；碳水化合物＝137.5×20%＝27.5（g）。

早点：蛋白质＝41.25×5%＝2.062 5（g）；脂肪＝42.8×5%＝2.14（g）；碳水化合物＝137.5×5%＝6.875（g）。

午餐：蛋白质＝41.25×35%＝14.437 5（g）；脂肪＝42.8×35%＝14.98（g）；碳水化合物＝137.5×35%＝48.125（g）。

午点：蛋白质＝41.25×10%＝4.125（g）；脂肪＝42.8×10%＝4.28（g）；碳水化合物＝137.5×10%＝13.75（g）。

晚餐：蛋白质＝41.25×30%＝12.375（g）；脂肪＝42.8×30%＝12.84（g）；碳水化合物＝137.5×30%＝41.25（g）。

（三）确定三餐两点主食、副食的品种和供给量

查阅《中国食物成分表》（标准版第 6 版），根据一日能量和产能营养素需要量，确定三餐两点的主食、副食的品种和供给量，如表 3-1 所示。

表 3-1　一日的主食、副食的品种和供给量（2 岁男性幼儿）

餐次	食物	食量/g	能量/kcal	蛋白质/g	脂肪/g	碳水化合物/g
早餐	稻米	40	138.4	3.16	0.36	30.88
	鸡蛋	50	69.5	6.55	4.3	1.2
	幼儿配方奶粉	15	91	8	3	8
	橄榄油	5	44.95	Tr[①]	4.995	0
	小计	110	343.85	17.71	12.655	40.08

续表

餐次	食物	食量/g	能量/kcal	蛋白质/g	脂肪/g	碳水化合物/g
早点	纯牛奶（代表值，全脂）	100	65	3.3	3.6	4.9
	小计	100	65	3.3	3.6	4.9
午餐	稻米	50	173	3.95	0.45	38.6
	豆腐（北豆腐）	50	59	4.6	4.05	1.5
	胡萝卜	30	9.6	0.3	0.06	2.43
	小白菜	50	7	0.7	0.15	1.2
	豆油	5	44.95	Tr	4.995	0
	小计	185	293.55	9.55	9.705	43.73
午点	酸奶	100	70	3.2	1.9	10
	红富士苹果	100	49	0.7	0.4	11.7
	小计	200	119	3.9	2.3	21.7
晚餐	稻米	40	138.4	3.16	0.36	30.88
	鲅鱼	50	60.5	10.6	1.55	1.05
	南瓜	50	11.5	0.35	0.05	2.65
	丝瓜	50	10	0.65	0.1	2
	猪肉（里脊）	50	75	9.8	3.95	0
	豆油	5	44.95	Tr	4.995	0
	小计	245	340.35	24.56	11.005	36.58
总计		840	1 161.75	59.02	39.265	146.99

注：① 表示未检出，或低于方法检出限，含量极微。

（四）编制参考食谱

早餐：配方奶粉（200 g，加水冲制）、大米粥（稻米 40 g、橄榄油 5 g）、水煮蛋（鸡蛋 50 g）、苹果（200 g）。

早点：纯牛奶（100 g）。

午餐：米饭（稻米 50 g）、小白菜炒豆腐（小白菜 50 g、豆腐 50 g、豆油 5 g）、蒸胡萝卜（胡萝卜 30 g）。

午点：酸奶（100 g）、苹果（100 g）。

晚餐：米饭（稻米 40 g）、蒸鲅鱼（鲅鱼 50 g）、南瓜泥（南瓜 50 g）、丝瓜炒猪肉（丝瓜 50 g、猪里脊 50 g）。

（五）食物代量搭配

食谱代量搭配是食谱制定最重要的环节。上述步骤完成后，可参照各类食物的交换份（见表 3-2），根据经济条件、市场食物来源、膳食习惯和中国居民平衡膳食宝塔（2022）等调整所选择的食物种类。

凡是能产生 90 kcal 能量的食物就称为 1 交换份（1 份）。其中，每交换份谷薯类食物大约提供 2 g 蛋白质、20 g 碳水化合物，蔬菜类食物大约提供 5 g 蛋白质、17 g 碳水化合物，水果类食物大约提供 1 g 蛋白质、21 g 碳水化合物，畜禽肉类、鱼类、蛋类食物大约提供 9 g 蛋白质、6 g 脂肪，豆类食物大约提供 9 g 蛋白质、4 g 脂肪、4 g 碳水化合物，乳类食物大约提供 5 g 蛋白质、5 g 脂肪、6 g 碳水化合物，油脂类食物大约提供 10 g 脂肪。

表 3-2　各类食物的交换份

单位：g

食物类别	食物名称	1 交换份质量
谷薯类	马铃薯、甘薯、木薯、山药	100
	馒头、花卷、烧饼、面包、面条（湿）	35
	面粉、大米、玉米面、小米、高粱、燕麦、荞麦	25
	蛋糕、油条、油饼	20
蔬菜类	茄子、西红柿、辣椒、西葫芦、黄瓜、丝瓜、南瓜	375
	大白菜、娃娃菜、菜花、竹笋	330
	芹菜、油菜、菠菜、香菜、茴香、苋菜、胡萝卜	300
	香菇（鲜）、平菇（鲜）、金针菇（鲜）	275
	豇豆、扁豆、四季豆、刀豆	250
水果类	橘子、橙子、柚子、柠檬	200
	苹果、梨、桃、杏、樱桃、西瓜、哈密瓜	175
	葡萄、石榴、柿子、桑葚、草莓、无花果	150
	杧果、荔枝、香蕉、榴莲、火龙果	75

续表

食物类别	食物名称	1 交换份质量
畜禽肉类、鱼类、蛋类	纯瘦肉、牛里脊、羊里脊	80
	鸡肉、鸭肉、鹅肉、牛肉、猪肉	50
	猪大排、硬五花	30
	鲤鱼、草鱼、鲢鱼、黄花鱼、带鱼、鲳鱼、鲈鱼	75
	鸡蛋、鸭蛋、鹅蛋、鹌鹑蛋	60
豆类	豆浆	330
	南豆腐	150
	北豆腐	90
	豆腐干、豆腐丝、素鸡、素什锦	50
	黄豆、黑豆、青豆	20
乳类	全脂牛奶	150
	发酵乳	100
	奶酪、干酪	25
	全脂奶粉	20
油脂类	核桃、花生米、杏仁、开心果	15
	菜籽油、大豆油、花生油、芝麻油、猪油、牛油	10

三、婴幼儿食谱制定的注意事项

（一）按地域特点制定食谱

四季膳食

不同地域的食物供应情况不同，因此制定婴幼儿食谱时应了解当地食物供应情况，总结当地食物供应规律，保证婴幼儿食谱体现当地特色。例如，沿海城市的托育机构可提供较多的海产品等。

（二）按季节特点制定食谱

当前，随着种植技术和食物储存技术的发展，人们一年四季都可以吃到各种各样的食物。但是，应季食物经过充分的日晒，口感、营养等往往优于反季食物。所以，制定婴幼儿食谱时，应尽量选择应季食物。

知识扩容库

婴幼儿四季食谱制定原则

春季天气回暖，此时婴幼儿的生长、发育也进入了一个活跃期，身体所需的钙比较多，需要安排钙含量丰富的食物，如乳类、海产品等。同时，春季也是传染病的高发期，要让婴幼儿多进食蔬菜和水果，尤其是菠菜、油菜和山药等。此外，春季容易过敏，需要格外注意过敏体质婴幼儿的饮食。

夏季天气炎热，婴幼儿活动量加大，能量消耗相对增多，需要及时补充各种营养素，但由于天气炎热，婴幼儿又易出现食欲不佳的状况。因此，夏季婴幼儿食谱要注重菜肴的颜色、外形和味道，以增强婴幼儿的食欲；应以清淡为主，少油腻，多加入消暑的食物，如应季蔬菜、鱼类、鸭肉、猪瘦肉、红豆、鲜果汁和绿豆汤等，从而让婴幼儿健康地度过盛夏。

秋季天气干燥，早晚温差较大，婴幼儿易出现口腔、鼻腔、皮肤干燥和便秘等现象。因此，秋季应让婴幼儿进食有营养且能够缓解干燥的食物，如梨、芋头、毛豆、山药、银耳、芝麻、莲藕和绿叶菜等，做好秋季保健。

冬季天气寒冷，婴幼儿一方面需要储存能量抵抗寒冷，另一方面还需要充足的营养素用以生长发育。因此，冬季食谱应选择能增强机体抵抗力及能量高的食物，如羊肉、牛肉、红薯、红枣、豆类、核桃和萝卜等，保证婴幼儿平稳地度过冬季。

此外，冬季气温低，婴幼儿户外活动时间减少，接受太阳照射的时间也随之减少，容易出现维生素 D 缺乏。因此，可以在婴幼儿冬季食谱中增加一些富含维生素 D 的食物，如动物肝等。需注意，切勿随意给婴幼儿食用有滋补作用的药材等，以免造成不必要的意外。

掌握以上原则，就能为婴幼儿提供合适的四季营养食谱。通过充分利用应季食物，使婴幼儿吸收更多的维生素、矿物质等，以维持婴幼儿身体健康，使其机体各器官组织充分发育。

（三）一周无重复菜肴

考虑到婴幼儿的身心特点，托育机构制定的食谱需要做到一周无重复菜肴。要实现托育机构一周无重复菜肴有两种途径：一是食物品种多样化；二是制作工艺多样化。

探索二 婴幼儿膳食搭配与制作管理

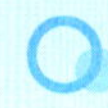

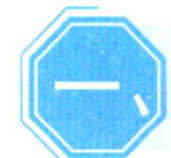

一、婴幼儿膳食搭配管理

（一）婴幼儿膳食搭配的基本原则

1. 营养均衡

婴幼儿正处于生长发育的关键阶段，营养状况将直接影响其成长。因此，婴幼儿膳食的最大特点是营养均衡、搭配合理，即满足营养配餐。营养配餐是指按婴幼儿身体的需要，根据食物中各种营养素的含量，设计一天或一周的食谱，使婴幼儿摄入的营养素种类齐全、数量充足、比例合适，以达到平衡膳食的一种科学健康饮食方式。营养配餐是实现平衡膳食的一种措施，平衡膳食的原则是通过食谱表达出来的。

同时，不能为了简单地达到营养要求而不遵循食物搭配的原则，食物搭配应多样化，做到荤素搭配、粗细搭配。

2. 分配合理

婴幼儿由于胃容量较小，故其膳食模式为三餐两点。膳食搭配时，应注意婴幼儿一天的能量摄入情况，注意每餐的营养搭配，力求做到粗细结合、荤素搭配、干稀都有、甜咸适宜、主副食并重，且菜肴不重复。

婴幼儿上午的活动量相对较小，但由于其胃容量较小，故早餐和午餐之间需要增加点心时间。早餐和早点的能量应占全天总能量的25%左右，宜安排一些能量较低、蛋白质含量丰富的食物。早餐要有牛奶与谷物，营养素互补，有利于吸收利用。

婴幼儿中午的食欲通常不错，午餐能量应占全天总能量的40%左右，午餐以数量足、质量高、吃饱、吃好为原则。一般应安排一种谷类食物和两菜一汤，并做到荤素搭配、干稀都有、主副食并重，根据季节安排新鲜的蔬果、谷物和动物性食物。

下午的活动量相对较大，婴幼儿的体能消耗较多，午餐和晚餐之间需要再次安排点心。午点的能量应占全天总能量的10%左右，应遵循精心制作、粗细搭配、符合本地饮食习惯的原则。

晚餐是一天中的最后一餐，其能量应占全天总能量的30%左右，应搭配丰富、合理。

五色蔬果的营养价值

3. 造型、色彩丰富

婴幼儿好奇心重，色彩鲜艳的食物更易激发其兴趣，增加其食欲。可以通过天然植物的颜色来调整食物原本的颜色，例如，榨取如南瓜汁、菠菜汁、胡萝卜汁调和面粉，使之呈现彩色。

一般来说，食物颜色也与所含的营养素有一定相关性，不同颜色的食物倾向有不同的营养功效。食物颜色越多，营养也越均衡，因此建议婴幼儿每天至少摄入5种以上不同颜色的蔬果。

同样，可爱造型的食物也更容易引起婴幼儿的食欲。用模具将食物压出漂亮的造型，或将食物捏成婴幼儿喜欢的造型，既能成功吸引婴幼儿的眼球，又方便婴幼儿自己用餐。例如，刺猬包、小猪包、蝴蝶卷等各种创意面点，就是能吸引婴幼儿的食物。

4. 互补

不同食物含有不同的营养素，这些营养素可能会发生相互作用，在膳食搭配时，应将能够提高营养素吸收率的几种食物搭配在一起。合理的食物搭配不仅能使婴幼儿从各种食物中摄取到所需的营养，还能有效提升某些营养素的吸收率。

例如，将富含铁的食物与富含维生素C的食物进行搭配，如菠菜与橙子等；将富含钙的食物与富含维生素D的食物进行搭配，如奶酪与鱼肝油等；将富含维生素A的食物与富含脂肪的食物进行搭配，如南瓜泥与豆油等；将富含锌的食物与富含蛋白质的食物进行搭配，如瘦肉与鸡蛋等；将富含膳食纤维的食物与富含水分的食物进行搭配，如全麦面包与水果等；将富含脂肪的食物与富含维生素E的食物进行搭配，如鳕鱼与橄榄油等。

（二）婴幼儿膳食搭配的主要类型

婴幼儿膳食搭配的主要类型有主副食搭配、粗细粮搭配、荤素搭配和干稀搭配，此外在每日膳食中还要注重米面搭配、色彩搭配、蔬果搭配等。

1. 主副食搭配

提供婴幼儿生长发育和各种活动能量来源的营养素为碳水化合物、蛋白质和脂肪。其中，碳水化合物主要由主食提供，蛋白质和脂肪主要由副食提供。根据这个原则，婴幼儿的三餐都应有主副食搭配，一般以主食为主，以含有优质蛋白质的副食为辅。

（1）早餐的主副食搭配

婴幼儿早餐要以主食为主，副食为辅，主副食要多含碳水化合物和蛋白质。主食可提供肉包、菜包、奶馒头等，也可自制蛋糕等面点；副食应选择高能量、高蛋白的食物，如鸡蛋、牛奶或豆浆、肉松、牛肉等。

此外，早餐不建议为婴幼儿提供白粥，可以加入一些菜、肉、杂粮一起熬粥，以保证婴幼儿的营养需求得到满足。

（2）午餐的主副食搭配

婴幼儿午餐应主副食并重，汤、菜的数量和质量并重。午餐的主食进食量是一天中最多的，因此主食种类应交替提供，样式可以经常改变，如米饭、包子、水饺、面条等交替提供。副食要有汤、有菜，有荤、有素，例如，午餐可提供蒸鱼、炒青菜和青菜肉丸汤。

（3）晚餐的主副食搭配

婴幼儿晚餐要以主食为重，副食为辅，保证营养，要以易消化、可口为原则。需注意的是，晚餐副食应注重动、植物蛋白质的搭配，尤其是作为优质蛋白质的豆制品，应与动物性食物同时食用，以起到两种蛋白质互补的作用。婴幼儿晚餐要避免单纯供给甜食。

2. 粗细粮搭配

细粮口感好，容易消化，但加工过程中损失很多人体所需的营养成分，如B族维生素、矿物质、膳食纤维等；粗粮的口感较差但加工简单，保留了很多人体所需的营养成分，刚好可以弥补细粮的不足。主食粗细粮搭配可提高主食中B族维生素、矿物质、膳食纤维和蛋白质的含量，增加主食的营养价值。常见的粗细粮搭配的主食有二米饭（用两种不同类型的米混合蒸制的米饭，如大米和糙米混合）等。

3. 荤素搭配

一般来说，“荤”是指动物性食物，如肉类、鱼虾类、蛋类、乳类等；“素”是指植物性食物，如蔬菜、菌藻类、豆制品等。肉类、蛋类、豆制品、乳制品是优质蛋白质的主要来源；蔬菜可弥补肉类食物水溶性维生素和膳食纤维的不足；充分利用豆制品可减少肉类食物的摄入，从而减少动物性脂肪的摄入。荤素搭配是指一种菜肴或一餐或一日膳食中既要有动物性食物，也要有植物性食物。

（1）一种菜肴的荤素搭配

一种菜肴的荤素搭配即一道菜中包含动物性食物和植物性食物，可以达到良好的营养互补作用。例如，鱼香肉丝的原料包括了胡萝卜、猪肉、木耳等，做到了动物性食物、植物性食物相互搭配，可提供全面的营养。

（2）一餐的荤素搭配

一餐的主菜如果为排骨、鱼、鸡等纯动物性食物，那么最好再搭配一些纯植物性食物制作的菜肴，如清炒小白菜、凉拌菠菜等；如果主菜是荤素搭配的能量较高的食物，如莴笋炒肉片，那么应根据能量的需求，再搭配纯素菜、豆制品、炒鸡蛋等食物；如果主菜为海产品类的食物，能量较低，那么应再搭配半荤半素的菜，如肉末豆腐羹、花菜牛肉汤等，以补足能量需要。

（3）一日膳食的荤素搭配

一日膳食的荤素搭配可以在一种菜肴或一餐的荤素搭配的基础上，通过调整三餐两点中动物性食物和植物性食物的占比来实现。

4. 干稀搭配

婴幼儿每餐最好都有粥或汤，与其他固体主副食构成干稀搭配，以利于其消化和吸收营养。早餐一般选用粥、豆浆、乳制品等与主副食构成干稀搭配；午餐和晚餐通过汤与主副食构成干稀搭配，同时汤也是午餐和晚餐能量的补充剂与调节剂，即汤的类型应根据主副食的能量高低来决定，若本餐的主副食所含的能量已足够婴幼儿的需求，可以配一些能量低的纯蔬菜清汤，如青菜汤；反之，可配一些能量高的汤，如冬瓜丸子汤、白菜肉丝汤等进行补充。

5．其他相关搭配

（1）米面搭配

米、面是日常生活中最主要的主食。在我国，南北方的饮食习惯不同，北方人更喜欢吃面，而南方人更喜欢吃米。其实，如果能把这两种主食合理地搭配起来，那么摄取的营养会更全面。一日三餐的主食最好不要重复，可米面交替或者搭配食用。例如，早餐提供粥和面食进行米面搭配，午餐主食提供米饭，晚餐则提供面食，进行米面交替食用，以起到营养素互补的作用。

（2）色彩搭配

食物的色彩不同，其营养成分的侧重点也不同。食物的色彩搭配协调、丰富，也代表了每餐营养素的供给全面。此外，婴幼儿往往对颜色丰富的物品充满浓厚的兴趣，因此色彩搭配可以提高婴幼儿对食物的兴趣，激发婴幼儿的食欲，确保婴幼儿摄入充足的食物。可以利用番茄、红薯、紫薯、南瓜、胡萝卜、白萝卜、油菜、小白菜、蘑菇等蔬菜的自然色彩制作不同的餐点，如黄瓜炒鸡蛋（利用黄瓜的绿色和鸡蛋的黄色进行搭配）、土豆虾球（利用土豆的黄色和虾尾的红色搭配）等；也可以考虑一餐的整体色彩搭配，例如，午餐制作南瓜米糕和彩蔬虾仁羹，整餐中有黄、红、绿等颜色，既丰富了色彩，又做到了营养全面。

（3）蔬果搭配

蔬菜和水果都含有丰富的维生素与膳食纤维，两者的合理搭配不仅能丰富食物的营养，还可使食物的色彩、味道更诱人。常见的蔬果搭配的婴幼儿食物有蔬果沙拉、红枣莲子羹等。需注意，蔬菜每日的进食量应与主食量相同或略多；水果由于糖和果胶的含量较高，婴幼儿不宜多食。虽然蔬菜和水果在营养成分和健康效果上有许多相似之处，但两者不能相互代替，应合理搭配食用。

二、婴幼儿膳食制作管理

（一）婴幼儿膳食制作的基本原则

1．适合婴幼儿的消化能力

婴幼儿的消化能力相对较弱，对一些不易被婴幼儿消化的食物，可采取措施使其变得易消化。例如，粗粮中含有大量膳食纤维，不易消化，可以煮烂成粥，也可以打磨成粉、制作成糊；蔬菜的纤维较长，不易消化，可以去皮、切碎、蒸软；肉类的纤维较长，不易消化，可以去皮、切碎、蒸软、煮烂、炖汤，或做成肉馅、丸子等。

2. 最大限度保留营养素

制作婴幼儿膳食时，应选择合理的加工与烹饪方式，最大限度地保留食物中的营养素，确保婴幼儿有充足的营养摄入。例如，先洗后切，可以减少水溶性维生素从刀口处的流失；缩短切菜、烹饪、食用之间的时间，可以减少营养素的流失；避免长时间的烹饪，也可以减少营养素的损失；炒菜结束时可以勾芡，炖菜结束时可以收汁，这样能够尽量保留营养；炒菜时使用大火快炒，可以减少一些营养素的损失；一些蔬菜焯水可以去掉部分草酸，同时用沸水焯可以减少维生素 C 的损失；蔬菜做成馅或丸子时不要挤汁水，以尽量保留营养；炒菜时不要过早放盐，可减少营养素的损失。

（二）婴幼儿膳食制作的主要方法

婴幼儿膳食制作的主要方法包括炒、蒸、炖、研磨、烘烤。

1. 炒法

炒是一种通过加热锅具，使食物受热变熟的膳食制作方法。使用炒法为婴幼儿制作膳食时，需避免使用过多的油脂，应采用少油或无油的方式进行。炒法适合处理细碎的食物，能够提升食物的香味，保留一定的营养成分，并使食物更具吸引力。需注意，使用炒法制作膳食时应注重火候的掌控，以避免食物因过度加热而变得干硬。

炒的基本步骤：① 将清洗后的食物切碎或捣碎，确保食物大小均匀，以便其受热均匀；② 加热锅具后，向锅中加入（或不加入）少量植物油，再将食物放入锅中，用中小火翻炒，确保食物均匀受热且熟透。

2. 蒸法

蒸是制作婴幼儿膳食时常用的方法之一，具体方法是通过水蒸气来加热食物。蒸法制作出的膳食质地柔软、易消化，能最大限度地保留食物原有的营养成分和天然风味，特别适合初尝辅食的婴幼儿。由于蒸法的温度和时间易于控制，故多被用来制作蛋羹、鱼泥等辅食。

蒸一般包括三个步骤：首先，将食物清洗干净并切成适合蒸制的大小；其次，将食物放入耐热容器中，并用保鲜膜或盖子封住，避免水蒸气滴入影响口感；最后，将容器放入蒸锅中，用中小火加热至食物熟透，取出冷却后即可食用。

3. 炖法

炖是指通过小火长时间加热使食物充分软化，并使汤汁渗入食物内部的一种膳食制作方法。炖法既能提升食物的口感，又能保留其丰富的营养素，常用于处理根茎类蔬菜、豆类和肉类，制作出的膳食质地绵软。

炖制法需要将食物预处理（清洗、切块等操作）后放入锅中，加入足量清水，用大火煮沸后转小火慢炖，以确保制成的食物足够软烂。炖制过程中应及时补充水分，防止干锅。食物炖熟后根据需要捣碎或搅拌成泥，即可喂食。

4．研磨法

研磨是指利用工具将熟软的食物加工成泥状或浆状，使其更易于婴幼儿吞咽和消化的膳食制作方法。此方法适用于蔬菜、水果和肉类等多种食物，能够在保留大部分营养素的基础上使食物的质地更加细腻，是婴幼儿初期辅食的重要制作方法。

研磨法的大致步骤：首先，将食物蒸熟或煮熟至软烂；其次，将食物放入辅食机搅拌，或使用手动研磨工具将其碾碎；最后，根据需要加入适量的水、奶或汤，调整食物的浓稠度，确保成品细腻无颗粒。

5．烘烤法

烘烤是指利用热空气在封闭或半封闭的空间（如烤箱、烤炉等设备）中对食物进行加热处理的膳食制作方法。制作婴幼儿膳食时，可使用烘烤法制作一些小零食或辅食，来增加婴幼儿每餐或每日食物的口感层次。需注意，烘烤时要控制油的用量，避免制成的食物过于油腻。

烘烤法一般需要提前准备好所需的原材料，如低筋面粉、水果泥或蛋液等，具体的原材料会因食谱而有所不同。然后，将所有的原材料混合均匀后，制作成合适的形状或放入模具中，待烤箱（或其他设备）预热至指定温度后，将原材料放入烤箱中，根据原材料的种类设定合适的烘烤时间。烘烤结束后，需静置片刻，使制成的食物冷却至适合婴幼儿食用的温度。

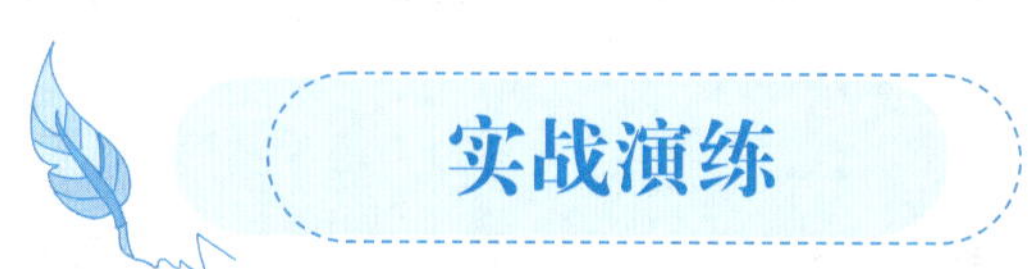

实战演练

一、不定项选择题

1．婴幼儿食谱制定的注意事项不包括（　　）。

A．按地域特点制定食谱

B．按季节特点制定食谱

C．按天气特点制定食谱

D．一周内某个菜肴应多次出现

2．婴幼儿的膳食特点包括（　　）。

A．餐次多

B．多选择易消化的食物和烹饪方式

C．膳食中优质蛋白质比例高

D．与成人膳食特点相同

3. 婴幼儿膳食搭配的主要类型包括（　　）。

A. 主副食搭配　　B. 早晚餐搭配

C. 干稀搭配　　D. 荤素搭配

4. 婴幼儿膳食制作的基本原则是（　　）。

A. 适合婴幼儿的消化能力　　B. 便宜

C. 最大限度保留营养素　　D. 方便快捷

5. 为增强婴幼儿的食欲，保证婴幼儿摄入充足的食物，婴幼儿膳食应（　　）。

A. 色彩鲜艳　　B. 形状可爱

C. 咸淡适宜　　D. 香气浓郁

6. 下列有关 0～6 月龄婴儿膳食指南的表述，正确的是（　　）。

A. 及时、合理添加辅食

B. 适当补充维生素 D

C. 不能用纯母乳喂养时，宜首选婴儿配方奶粉喂养

D. 及时补充适量维生素 K

7. 下列有关辅食添加原则的表述，正确的是（　　）。

A. 每次只添加一种新食物，由少到多、由稀到稠

B. 逐渐增加辅食的种类

C. 由半固体食物逐渐过渡到固体食物

D. 适当补充维生素 D

8. 下列有关 1～3 岁幼儿膳食指南的表述，正确的是（　　）。

A. 选择营养丰富、易消化的食物

B. 采用适宜的烹饪方式，单独加工制作膳食

C. 每日足量饮水，不喝含糖的饮料

D. 合理安排零食，避免过瘦与肥胖

二、填空题

1. 由于婴幼儿正处在心身发育的重要时期，新陈代谢旺盛，生长发育迅速，需要充足的________和________，因此婴幼儿膳食中蛋、奶、肉、鱼、豆制品的数量较多，膳食中________的比例较高。

2. 由于婴幼儿的________较小、每餐的________较小，以及________的储存量较小，再加上婴幼儿新陈代谢旺盛、活泼好动，能量消耗相对较多，因此其餐次较多。

3. 要实现托育机构一周无重复菜肴有两种途径：一是________；二是________。

4. 婴幼儿膳食搭配的主要类型有主副食搭配、粗细粮搭配、荤素搭配和干稀搭配，此外在每日膳食中还要注重________、________、________等。

5．凡是能产生________kcal 能量的食物就称为 1 交换份（1 份）。

6．每交换份谷薯类食物大约提供________g 蛋白质、________g 碳水化合物。

7．当幼儿满________岁时，可逐渐停止母乳喂养，但是应每日继续提供幼儿配方奶粉和其他的乳制品。

8．正确选择零食品种，合理安排零食时机，做到既可增加幼儿对膳食的兴趣，又有利于________，还可避免影响________食欲和进食量。

9．对 0～6 月龄纯母乳喂养婴儿应按需喂奶，每日可以喂奶________次以上。

10．________是根据婴幼儿的膳食特点与营养需求，科学、合理地规划和设计婴幼儿的膳食内容。

三、判断题

1．为婴幼儿提供副食时，应选择高能量、高蛋白的食物。（　　）

2．婴幼儿往往对食物的形状和颜色充满了浓厚的兴趣，因此可以利用番茄、红薯、紫薯等蔬菜的自然色彩制作不同的餐点，以增强婴幼儿食欲。（　　）

3．荤素搭配仅指一种菜肴中既有动物性食物又有植物性食物。（　　）

4．在北方寒冷的冬春季节和南方梅雨季节，应注意为婴幼儿补充维生素 D。（　　）

5．1～3 岁幼儿每日水的总摄入量为 1 300～1 600 mL（包含饮水、汤和乳类等），其中饮水量为 800～1 000 mL。（　　）

四、简答题

1．简述婴幼儿食谱的制定流程。

2．简述婴幼儿膳食搭配与膳食制作的基本原则。

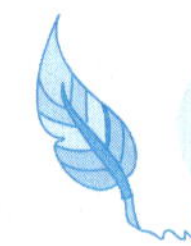

学思践悟

项目实践

“婴幼儿食谱制定与膳食搭配制作”大练兵

【活动背景】

国家对普惠托育服务体系的大力扶持使托育机构的数量越来越多。这些托育机构是婴幼儿托育服务与管理专业学生的良好就业去处。提前掌握一些工作能力，如正确的婴幼儿营养食谱制定方法和恰当的膳食搭配与制作方法等，对于婴幼儿托育服务与管理专业的学生来说是十分重要的。

【活动内容】请同学们自行组成学习小组，根据引导案例中的情景，结合本项目所学内容，为××托育中心向日葵班的 2 岁幼儿制定一份一日食谱。

活动的具体要求如下：

（1）根据本项目的知识点，每人制定一份详细的适用于 2 岁幼儿的一日食谱。食谱中应说明各种菜肴与主食的摄入量和制作方法，以及该食谱所能提供的能量和各种营养素的具体数值等信息。

（2）制定完成后，在小组内互相检查制定的食谱是否符合要求，并交流食谱制定心得（如食谱制定过程中遇到的困难、解决困难的方法和自己的收获等）。

回忆与总结

为婴幼儿制定食谱时应考虑哪些因素？婴幼儿膳食搭配的类型有哪些？

学习感悟

（1）请写出本项目中令你印象深刻的内容。

（2）请写出你在学习本项目的过程中受到的启发。

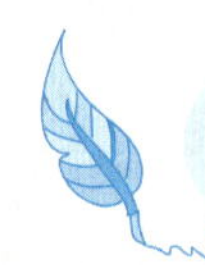

项目评价

全班同学每 5 人为一组，各组成员结合课前和课中的学习情况，以及实战演练和学思践悟的完成情况，按照表 3-3 的评价标准对本项目的学习效果进行自评和互评，并请老师进行总体评价。

表 3-3　项目考核评价表

考核内容	评价标准	分值	评价得分		
			自评分	互评分	师评分
知识与技能考核	了解食谱制定的依据、膳食搭配的基本原则和主要类型	10			
	熟悉食谱制定的注意事项、膳食制作的基本原则	15			
	掌握食谱制定的流程、膳食制作的主要方法	10			
	能够为婴幼儿制定合理的食谱	5			
	能够为婴幼儿制作适宜的膳食	5			
过程与方法考核	课前积极搜集与婴幼儿食谱制定与膳食搭配制作管理相关的案例，并主动预习本项目的知识	15			
	认真思考引导案例中的问题，积极参与课堂互动活动，并踊跃发表自己的看法	10			
	积极地通过多种途径提升自己对本项目知识的掌握程度	10			
综合素养考核	能够培养正确的婴幼儿膳食观	10			
	能够树立“我为婴幼儿营养保驾护航”的责任感	10			
总分（自评×30%+互评×30%+师评×40%）					

项目四

婴幼儿膳食安全管理

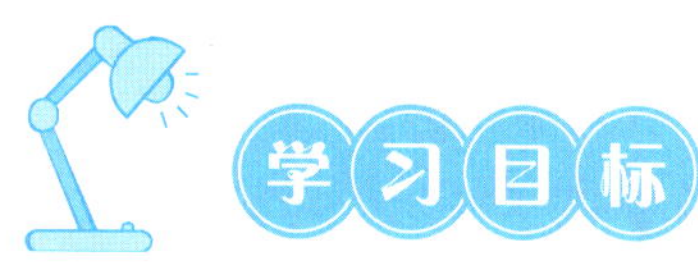

知识目标

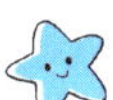 熟悉婴幼儿食物质量安全问题、食物数量安全问题的类型。

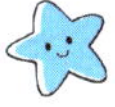 掌握婴幼儿食物质量安全问题、食物数量安全问题和膳食行为安全问题的预防与应对方法。

技能目标

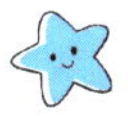 能够有效地预防婴幼儿膳食安全问题。

 能够正确地处理婴幼儿膳食安全问题。

素质目标

 具备高度的责任心和职业道德，确保婴幼儿膳食的安全。

 能够充分运用专业知识普及婴幼儿膳食安全知识，为保障婴幼儿膳食安全贡献力量。

项目导入

近日，有媒体爆料，某市某托育机构为婴幼儿准备的食物上有不少霉斑，存在较大的食物安全隐患。此消息一经发出，迅速引起了家长们的热议，众多家长在网络上纷纷表达自己的担忧，更有许多家长亲自前往托育机构，要求实地查看婴幼儿的膳食情况。本市知名的托育机构——××托育中心也收到了许多此类诉求。对此，该机构的负责人表示欢迎家长们的监督，并决定做一期宣传视频，向家长们科普婴幼儿膳食安全管理的相关知识。

请思考：

（1）什么是膳食安全管理？婴幼儿膳食安全管理包括哪些内容？

（2）膳食安全管理的方法是什么？

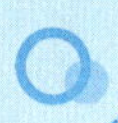

探索一 婴幼儿食物安全管理

食物安全是指食物无毒、无害，符合应有的营养要求，对人体健康不造成任何急性、亚急性或者慢性危害。

根据性质的不同，食物安全可分为食物质量安全和食物数量安全。食物质量安全是指在食物的生产、流通、储存、加工过程中，不产生有毒、有害的物质对食用者造成伤害。食物数量安全是指在制作和提供食物过程中，各种营养素的含量、比例符合食用者身体健康的需要，避免因过多、过少、比例失衡而对食用者造成伤害。

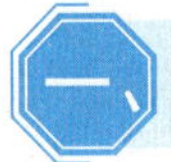

一、婴幼儿食物质量安全管理

（一）婴幼儿食物质量安全问题的类型

1. 食物污染导致的食物质量安全问题

（1）食物污染的概念

食物污染是指从原料的种植（养殖）、生长、收获，到加工、储存、运输、销售，再到食用前的各个环节中，所发生的有毒、有害成分进入食物的过程。

影响食物安全的细菌

（2）食物污染的类型

食物污染包括生物性食物污染和化学性食物污染两类。其中，生物性食物污染是指有害的细菌、病毒、寄生虫、真菌等对食物的污染，如沙门菌、大肠杆菌、黄曲霉等造成的食物污染；化学性食物污染是指有害的化学物质对食物的污染，如残留农药和动物药物、有害食物添加剂、有害包装等造成的食物污染。

2. 加工、储存不当导致的食物质量安全问题

食物本身没有毒性，但经过一定的方法加工后，可能会使原有的一些成分发生化学变化，形成有害成分。例如，蛋白质、脂类、碳水化合物等经过油炸、烧烤产生的3，4-苯并芘、杂环胺类物质、丙烯酰胺都具有较强的致癌作用。蔬菜通过腌制、烟熏，或者煮熟的蔬菜存放几个小时，可产生亚硝酸盐，导致中毒反应。此外，一些为了便于食物保存和运输的新技术也可能破坏食物中某些成分的结构，产生有害成分。

3. 食物中有害成分导致的食物质量安全问题

食物在没有被污染的情况下，其内的某些有害成分在特殊情况下会引起毒副反应。

食物中有害成分引起毒副反应的原因可分为以下两方面：① 有害成分摄入过量，例如，摄入过量荔枝可引起冷汗、心慌、头晕等；② 有毒物质未被妥善处理，例如，河豚、黄花菜、苦杏仁等，自身含有毒性较强的有害成分，若加工过程中没有得到妥善处理或食用方法不当，也可引起毒副反应。

食物中有害成分的主要种类包括：① 生物碱，食物中比较典型的是秋水仙碱，主要存在于新鲜黄花菜中，摄入后可出现恶心、腹痛、腹泻等症状；② 毒苷类，主要存在于豆科、木薯的块根、某些鱼类（青鱼、草鱼、鲢鱼）的胆汁中；③ 酶抑制剂，主要存在于豆类和谷物类食物、鸡蛋蛋白、初乳和生牛奶，以及未成熟的香蕉等食物中。上述有害成分绝大多数可以通过高温处理破坏。

（二）婴幼儿食物质量安全问题的预防与应对方法

1. 合理选择婴幼儿食物

喂养者应做到：① 为过敏体质和（或）乳糖不耐受的婴幼儿选择防过敏和（或）低乳糖配方的奶粉；② 尽量避免为婴幼儿提供含色素、香精、防腐剂的食物；③ 禁止婴幼儿食用不了解的野生动物、植物、菌类。

2. 科学添加辅食

喂养者应做到：① 不要过早在辅食中添加鸡蛋，因为鸡蛋蛋白容易引起较小婴儿（半岁以内）过敏；② 辅食中添加新品种的食物时，要从少量开始，逐渐增加。

3. 保持食物清洁卫生

喂养者应做到：① 定时清洁、消毒婴幼儿的进食工具；② 不为婴幼儿提供腐烂变质、过期发霉的食物；③ 清洗干净新鲜蔬果，并尽量清除其表面的残留农药和其他污染

物；④ 彻底清除动物体内的有害部分；⑤ 低温避光密封保存油脂，不长久存放坚果。

4. 科学选用加工烹饪方法

喂养者应做到：① 动物类食物、豆类食物、根茎类食物尽量煮熟煮透，以破坏其中天然有害物质，预防毒副反应；② 含草酸高的蔬菜最好先焯一下再烹饪，以减少草酸含量；③ 尽量少用油炸、烧烤、烟熏等方法加工食物，以免产生有害物质；④ 避免食用油反复加热使用；⑤ 根块类食物要削皮后使用，以降低食物表面可能附着的污染物含量。

5. 正确处理过敏反应

如果婴幼儿发生食物过敏反应，应立即停止食用致敏食物，并密切观察其症状变化。若症状较轻，则注意局部护理，并持续观察，一般无须治疗；若症状较重，则应及时送医院诊治。

6. 正确处理中毒反应

一旦婴幼儿出现中毒反应，应按以下步骤处理：① 立即使婴幼儿停止食用有毒食物；② 帮助婴幼儿采取舒适体位，如有可能，使其取左侧卧位；③ 保留食物样品，收集呕吐物和排泄物送检；④ 拨打急救电话或送往附近医院救治。

常见引起婴幼儿中毒的食物

二、婴幼儿食物数量安全管理

比起食物质量安全，食物数量安全受到的关注较少，而且许多问题来自喂养者本身。

婴幼儿正处于快速生长发育的关键阶段，机体对营养素的需求量较高且较为敏感。婴幼儿食物数量安全问题会造成其营养素摄入不足或过剩。其中，营养素摄入不足会引发营养不良、发育迟缓、维生素缺乏等问题，而营养素摄入过剩会引发肥胖、维生素中毒等问题。

（一）婴幼儿食物数量安全问题的类型

1. 婴幼儿配方食品不合格导致的食物数量安全问题

虽然国家对婴幼儿配方食品有明确的标准，但一些商家为了追求利润，偷工减料或使用劣质成分替代原本应该使用的高品质成分，造成婴幼儿营养素摄入不足。

讨论室

请同学们自行查找并整理现行的、与婴幼儿配方食品有关的国家标准，并讨论这些国家标准如何确保婴幼儿充分摄入各类必需营养素。

2．喂养不当导致的食物数量安全问题

喂养不当导致的食物数量安全问题多见于喂养者缺乏科学的喂养知识，常见的情况如下：

（1）认为吃多比吃少好，因此给婴幼儿吃过多的高能量食物，导致婴幼儿肥胖、糖尿病、脂肪肝等。

（2）过早、过多地给婴幼儿吃淀粉类食物，并限制其蛋白质的摄入，造成婴幼儿营养素摄入不均衡。

（3）听信一些不科学的观念，过分忌口，造成婴幼儿营养素摄入不足。

（4）不正确添加辅食，如添加时间过早过晚，以及辅食量过多或过少，都可能造成婴幼儿营养素摄入不足或过剩。

（5）食物加工不当，使一些营养素被破坏或流失。

（6）食物搭配不当，造成一些营养素的吸收障碍，如含草酸高的食物搭配含钙、铁、锌的食物，会形成不溶性的草酸盐，影响钙、铁、锌的吸收。

（7）随意为婴幼儿补充保健品，造成其营养过剩。

3．家庭经济状况不良导致的食物数量安全问题

家庭经济状况不良，不能为婴幼儿提供足够的营养食物，会造成婴幼儿营养素总体或部分摄入不足。

4．自然环境限制导致的食物数量安全问题

受自然环境的限制，某些地区物产单一，从而造成该地区婴幼儿营养素摄入不全面，缺乏某些营养素。例如，以玉米为主食的地区的婴幼儿容易缺乏烟酸，常患烟酸缺乏症。

5．膳食行为偏差导致的食物数量安全问题

各种原因的膳食行为偏差，如偏食、挑食、过度节食、贪食等，都可造成婴幼儿营养素摄入不足或过剩。

6．孕乳期妇女营养失衡导致的食物数量安全问题

孕期妇女营养失衡可能会导致婴幼儿出生后出现营养问题，如缺钙、缺铁、肥胖等；哺乳期妇女营养失衡可能导致乳汁分泌不足，或乳汁中营养成分不均衡，进而使婴幼儿出现营养素摄入不足或过剩。

7．宗教信仰、文化习俗限制导致的食物数量安全问题

某些宗教信仰、文化习俗禁食某些食物，也会导致婴幼儿营养素摄入不足。

（二）婴幼儿食物数量安全问题的预防与应对方法

（1）学习科学的喂养知识，坚持科学的喂养行为。

（2）正确选购婴幼儿食物。

（3）注意监测婴幼儿的生长发育指标和身心状况，发现问题及时解决。

（4）加强婴幼儿食物检查、监管力度，确保婴幼儿食物质量，以及经济状况不佳的家庭的婴幼儿营养素摄入充足。

探索二　婴幼儿膳食行为安全管理

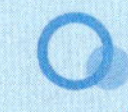

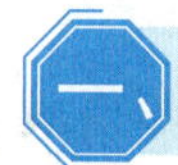

一、婴幼儿膳食行为安全问题的类型

（一）食物特性导致的膳食行为安全问题

食物特性导致的膳食行为安全问题常见以下几种情况：① 圆粒状食物，如豆粒、花生米等，容易引起气道异物梗阻，造成呛咳、呼吸困难，甚至窒息；② 质地太坚硬的食物，如硬糖果、坚果等，容易硌伤牙齿；③ 干涩、黏稠或光滑的食物，如年糕、果冻等，容易引起哽噎；④ 尖锐的食物，如骨头、鱼刺等，常引起口腔或喉咙扎伤；等等。

（二）进食环境导致的膳食行为安全问题

物理环境导致的膳食行为安全问题常见以下几种情况：① 室内物品摆放杂乱，容易绊倒婴幼儿，引起磕伤；② 餐桌、椅子边角尖锐，容易引起磕伤；③ 餐厅内热饭、热汤、电器等放置位置不当，婴幼儿容易触及而引起烫伤、触电；等等。

心理环境导致的膳食行为安全问题常见以下几种情况：① 婴幼儿饭前、饭后过度兴奋、激动、紧张或悲伤等，导致消化不良，表现为腹痛、腹胀；② 恐吓、责骂、推搡等方式约束婴幼儿的膳食行为，或就餐环境过分沉闷、严肃等，可能会导致婴幼儿出现心理障碍，引起厌食、消化不良；等等。

（三）餐具导致的膳食行为安全问题

餐具导致的膳食行为安全问题常见以下几种情况：① 婴幼儿在无人看管时使用刀叉、筷子就餐，容易造成扎伤或戳伤；② 婴幼儿容易打碎玻璃杯、陶瓷碗盘等餐具，造成划伤；③ 婴幼儿使用的奶嘴、奶瓶不合适，造成呛咳、胀气；等等。

（四）进食动作导致的膳食行为安全问题

婴幼儿进食过快，咀嚼不充分，进食时跑跳、打闹、注意力不集中等情况，都容易造成其气道异物梗阻、摔伤、磕伤、消化不良等。

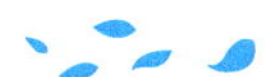

（五）喂养方式导致的膳食行为安全问题

喂养者采用填、灌、追等方式喂养，容易造成婴幼儿哽噎、呕吐。此外，若喂养者使用奶瓶喂养时，没有掌握好奶瓶的倾斜角度，也容易造成婴幼儿呛咳、胀气、呕吐等。

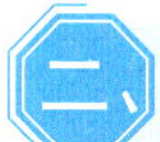

二、婴幼儿膳食行为安全问题的预防方法

（1）合理选择、加工婴幼儿食物，避免为婴幼儿提供圆粒状、过硬、干涩、黏稠或尖锐等的食物。

（2）为婴幼儿提供合适的餐具，避免其在无人看管时自行使用刀叉、筷子等。

（3）布置好进食的物理环境，包裹桌椅锐利边角，热饭、热汤、电器等妥善放置。

（4）采用恰当的方式约束婴幼儿的膳食行为，避免使用恐吓、责骂、推搡等不当方式；管理好婴幼儿进食过程，避免婴幼儿进食过快、进食时打闹、注意力不集中等。

（5）采用正确、得当的喂养方式喂养婴幼儿。

（6）避免婴幼儿独自食用带有竹签、木棍的食物，如烤肉串、棒棒糖、冰棍等。

三、常见婴幼儿膳食行为安全问题的应对方法

（一）气道异物梗阻的应对方法

气道异物梗阻是指个体不慎将异物吸入喉、气管或支气管后所产生的一系列呼吸道症状，若不及时解除可造成窒息等严重后果。气道部分阻塞的婴幼儿能说话、用力咳嗽和呼吸，但咳嗽停止时出现喘息声，呼吸困难，烦躁不安；气道完全阻塞的婴幼儿不能说话、咳嗽和呼吸，面部、口唇青紫，表情痛苦，并用手掐住自己的颈部。怀疑婴幼儿发生气道异物梗阻时，若其咳嗽有力，应鼓励其连续自主咳嗽，以咳出异物。若其咳嗽无力或呼吸困难明显，应立即采取解除气道梗阻的方法，具体如下。

1. 叩背/冲胸法

对于 1 岁以内的婴儿，可采用叩背/冲胸法。喂养者从背后抱起婴儿，使其俯卧于左（右）侧手臂上，用手托住颈部及下颌部，并使头部低于躯干部，右（左）手手掌连续叩击婴儿背部两肩胛骨之间，最多 5 次，促使婴儿将气道异物排出，如图 4-1 所示。

如果叩背 5 次后仍无异物排出，喂养者可用右（左）手固定住婴儿的头颈部，慢慢将其翻转过来，注意头部要始终低于躯干，然后用左（右）手的示指和中指对婴儿的胸部进行 5 次冲击按压，如图 4-2 所示。按压结束后，检查婴儿口中有无异物排出。若有，则小心将其取出；若无，则以 5 次手掌叩背和 5 次胸部冲击为一组，重复操作，直至异物被清除。

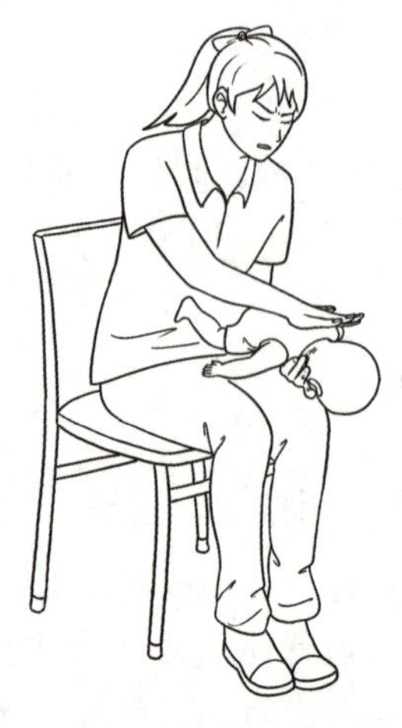

图 4-1 手掌叩背

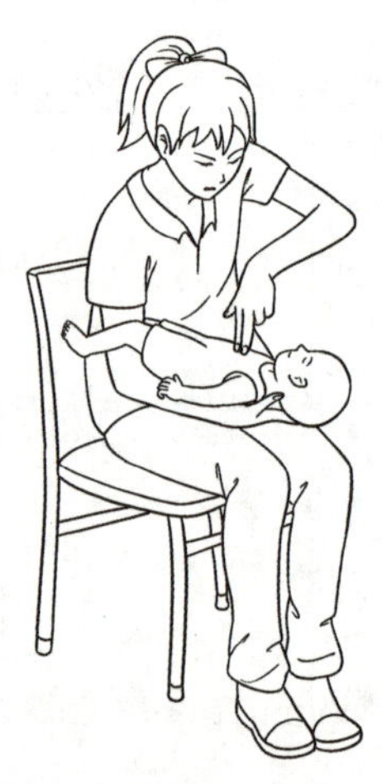

图 4-2 胸部冲击

2. 腹部冲击法

对于 1 岁以上的幼儿，可采用腹部冲击法。幼儿取立位，喂养者站在幼儿身后，一足置于幼儿双足之间，双臂环抱幼儿腰部，让幼儿稍稍弯腰、头部前倾。喂养者一手握拳，以拇指侧顶住幼儿剑突（位于胸骨体下端的薄骨片）与脐之间的腹部，另一手紧握该拳，快速向内、向上冲击腹部，反复冲击直至异物被排出，如图 4-3 所示。需注意，喂养者操作时要动作迅速、用力适度，以免造成婴幼儿肋骨骨折或内脏损伤。在异物被排出至婴幼儿的口腔后，喂养者应及时将异物取出，以防异物再次被吸入气道。

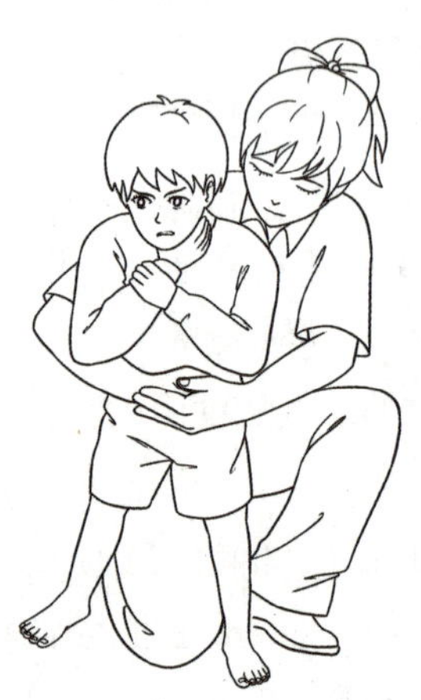

图 4-3 腹部冲击

喂养者使用上述方法急救的同时，应及时拨打 120 急救电话，或将婴幼儿送往医院，做进一步处理。

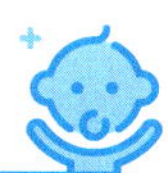

（二）呕吐、腹痛与哽噎的应对方法

1. 呕吐的处理方法

呕吐时，使婴幼儿保持身体前倾；呕吐结束后，使婴幼儿侧卧，并及时为婴幼儿清理口腔，以清除残留物并防止刺激口腔黏膜。如果婴幼儿呕吐持续不止，甚至出现呕血、剧烈腹痛或意识不清等情况，应立即送医处理，以免延误病情。

2. 腹痛的处理方法

当婴幼儿出现腹痛时，应采取温和的措施缓解不适。首先，让婴幼儿选择一个舒适的体位卧床休息，以减少活动对腹部的刺激；其次，可以轻柔地按摩或用温热毛巾热敷腹部，以缓解疼痛和放松肌肉；最后，给予精神安慰，通过柔声安抚或转移注意力等方式，减轻婴幼儿的焦虑情绪。

需注意，应密切观察婴幼儿症状的变化，尝试判断腹痛的原因。如果腹痛持续或出现异常表现，如剧烈疼痛、腹胀或意识不清，应立即送医处理，以确保婴幼儿安全。

小贴士

对于心理原因引起的婴幼儿呕吐、腹痛等，喂养者不应过度安慰，应使婴幼儿停止进食、转移注意力、离开不良进食环境。

3. 哽噎的处理方法

如果是软的食物造成的哽噎，可以通过饮水、叩背、反复做吞咽动作等方法促使食物进入胃内。年龄较小的婴幼儿常不能配合饮水和吞咽，可采取叩背法，促使其排出食物。

如果是坚硬、尖锐的食物卡在食管造成哽噎，应立即送往医院救治。切忌让婴幼儿反复做吞咽动作，否则，尖锐食物有可能扎破食管。

（三）机械性损伤出血的处理方法

婴幼儿膳食行为中常见的机械性损伤是口腔扎伤。口腔扎伤的常见伤口较小，用生理盐水清洗口腔即可，无须特殊处理；伤口较大时，需及时送医缝合治疗。

如果是轻微皮肤擦伤，及时止血、消毒，用创可贴或纱布敷料保护创面即可。如果出现创面较大、出血较多、骨折等严重情况，喂养者应先进行止血、包扎、固定、心肺复苏等急救处理，再将其送往医院治疗。

实战演练

一、不定项选择题

1. 下列选项中，属于食物污染中化学性污染的是（　　）。

A. 农药残留造成的污染　　B. 食物未洗净造成的污染

C. 动物药物造成的污染　　D. 有害包装造成的污染

2. 下列选项中，可能引发婴幼儿膳食行为安全问题的是（　　）。

A. 进食环境不佳　　B. 食物污染

C. 进食动作不当　　D. 天然食物的毒副作用

3. 下列选项中，可能引发婴幼儿食物数量安全问题的是（　　）。

A. 婴幼儿配方食品不符合国家标准　　B. 食物搭配不当

C. 宗教信仰、文化习俗限制　　D. 自然环境限制

4. 下列有关餐具导致的婴幼儿膳食行为安全问题的表述，错误的是（　　）。

A. 婴幼儿在无人看管时使用刀叉、筷子就餐，容易造成扎伤或戳伤

B. 婴幼儿易打碎玻璃杯、陶瓷碗盘等餐具，造成划伤

C. 婴幼儿进食时跑跳、打闹、注意力不集中等，造成气道异物梗阻

D. 婴幼儿使用的奶嘴、奶瓶不合适，造成呛咳、胀气

5. 下列选项中，属于导致婴幼儿膳食行为安全问题的心理环境因素的是（　　）。

A. 婴幼儿饭前过度兴奋、激动　　B. 婴幼儿饭后过度悲伤

C. 婴幼儿进餐时被恐吓　　D. 宗教信仰、文化习俗限制

6. 下列有关食物特性导致的婴幼儿膳食行为安全问题的表述，正确的是（　　）。

A. 圆粒状食物容易引起气道异物梗阻，造成呛咳、呼吸困难，甚至窒息

B. 质地太坚硬的食物容易硌伤牙齿

C. 干涩、黏稠或光滑的食物容易引起哽噎

D. 尖锐的食物常引起口腔或喉咙扎伤

7. 下列选项中，属于导致婴幼儿膳食行为安全问题的物理环境因素的是（　　）。

A. 餐厅内物品摆放杂乱

B. 餐桌、椅子边角尖锐

C. 餐厅内热饭、热汤、电器等放置位置不当

D. 就餐环境过分沉闷、严肃

8. 婴幼儿出现中毒反应后，正确的处理操作是（　　）。

A. 立即停止患儿食用有毒食物

B. 为患儿催吐

C. 保留食物样品，收集呕吐物和排泄物送检

D. 送往附近医院救治

二、填空题

1. 婴幼儿膳食行为安全问题主要包括________、________、________。

2. ________，可能导致婴幼儿出生后出现一些营养问题，如缺钙、缺铁、肥胖等。________，可能导致乳汁不足，或乳汁中营养成分不平衡，进而使婴幼儿出现营养不足或营养过剩。

3. ________是指有害的细菌、病毒、寄生虫、真菌等对食物的污染。

4. 比起食物质量安全，食物数量安全受到的关注较少，而且许多问题来自________。

5. 食物是指供人类食用（或饮用）的________或________，可满足营养、健康、文化或享用需要。

6. 食物安全是指食物________、________，符合应有的________，对人体健康不造成任何________、________或者________危害。

7. 食物污染包括生物性食物污染和________两类。

8. 如果婴幼儿发生食物过敏反应，应立即停止食用致敏食物，并密切观察其症状变化。若症状较轻，则注意________，并持续观察，一般无须治疗；若症状较重，则应________。

9. 气道异物梗阻是指个体不慎将异物吸入________、________或________后所产生的一系列呼吸道症状，若不及时解除可造成窒息等严重后果。

10. ________的婴幼儿能说话、用力咳嗽和呼吸，但咳嗽停止时出现喘息声，呼吸困难，烦躁不安；________的婴幼儿不能说话、咳嗽和呼吸，面部、口唇青紫，表情痛苦，并用手掐住自己的颈部。

11. 如果是坚硬、尖锐的食物卡在食管造成哽噎，应立即送往医院救治。切忌让婴幼儿反复做________动作，否则，尖锐食物有可能扎破食管。

三、判断题

1. 就餐环境过分沉闷、严肃可能会导致婴幼儿消化不良。（　　）

2. 秋水仙碱主要存在于新鲜黄花菜中，摄入后可出现恶心、腹痛、腹泻等。（　　）

3. 食物污染是指从原料的种植、生长、收获，到加工、储存、运输、销售，再到食用前的各个环节，所发生的有毒、有害成分进入食物的过程。（　　）

4．使用腹部冲击法时，在异物被排出至婴幼儿的口腔后，喂养者应先确定异物的种类，再将异物取出。（　）

5．如果婴幼儿呕吐持续不止，甚至出现呕血、剧烈腹痛或意识不清等情况，应立即送医处理，以免延误病情。（　）

6．如果是硬的食物造成的哽噎，可以通过饮水、叩背、反复做吞咽动作等方法促使食物进入胃内。（　）

四、简答题

1．简述婴幼儿食物质量安全问题的预防与应对方法。

2．简述婴幼儿食物数量安全问题的预防与应对方法。

3．简述婴幼儿膳食行为安全问题的预防与应对方法。

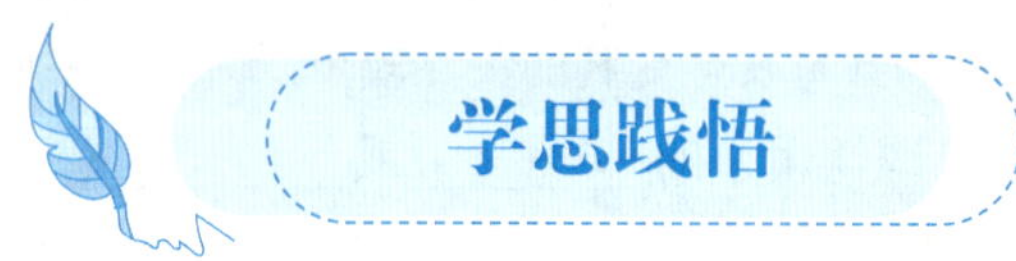

学思践悟

项目实践

婴幼儿膳食安全管理情景剧

【活动背景】

随着时代的发展，婴幼儿膳食安全已经日益受到人们的重视。但是，“阳光下必有阴影”，当前有关婴幼儿膳食安全问题的报道仍屡见不鲜。立志从事婴幼儿托育服务行业的同学们应加强婴幼儿膳食安全管理的学习，以便在未来能够有效预防婴幼儿膳食安全问题的发生，确保为婴幼儿提供安全的膳食。

【活动内容】全班同学以4～6人为一组，每组制作一个情景剧，展示托育机构如何管理婴幼儿膳食安全。该情景剧的具体要求如下：

（1）能够完整地展示出婴幼儿膳食安全管理的类型。

（2）能够清晰地展示出婴幼儿膳食安全问题的发生原因。

（3）能够正确地展示出婴幼儿膳食安全问题的预防与应对方法。

回忆与总结

婴幼儿的膳食安全管理的类型有哪些？喂养者应如何进行婴幼儿膳食安全管理？

____

____

____

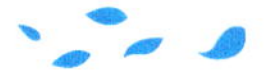

学习感悟

（1）请写出本项目中令你印象深刻的内容。

（2）请写出你在学习本项目的过程中受到的启发。

项目评价

全班同学每 5 人为一组，各组成员结合课前和课中的学习情况，以及实战演练和学思践悟的完成情况，按照表 4-1 的评价标准对本项目的学习效果进行自评和互评，并请任课教师进行总体评价。

表 4-1　项目考核评价表

考核内容	评价标准	分值	评价得分		
			自评分	互评分	师评分
知识与技能考核	熟悉婴幼儿食物质量安全问题、食物数量安全问题的类型	10			
	掌握婴幼儿食物质量安全问题、食物数量安全问题和膳食行为安全问题的预防方法	15			
	掌握婴幼儿食物质量安全问题、食物数量安全问题和膳食行为安全问题的应对方法	15			
	能够有效地预防婴幼儿膳食安全问题	10			
	能够正确地处理婴幼儿膳食安全问题	10			

续表

考核内容	评价标准	分值	评价得分		
			自评分	互评分	师评分
过程与方法考核	课前积极搜集与婴幼儿膳食安全管理相关的案例，并主动预习本项目的知识	10			
	认真思考项目导入中的问题，积极参与课堂互动活动，并踊跃发表自己的看法	5			
	积极地通过多种途径提升自己对本项目知识的掌握程度	5			
综合素养考核	具备高度的责任心和职业道德，确保婴幼儿膳食的安全	10			
	能够充分运用专业知识普及婴幼儿膳食安全知识，为保障婴幼儿膳食安全贡献力量	10			
总分（自评×30%＋互评×30%＋师评×40%）					

项目五

婴幼儿膳食习惯管理

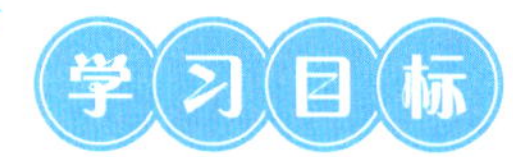

知识目标

 了解婴幼儿膳食习惯管理的相关概念、婴幼儿不良膳食习惯的具体表现及影响因素。

 熟悉培养婴幼儿良好膳食习惯的意义。

 掌握婴幼儿良好膳食习惯的培养方法。

技能目标

 能够使用正确的方法，帮助不同年龄段的婴幼儿养成良好的膳食习惯。

素质目标

 培养为婴幼儿长远发展负责的职业责任感。

 关注行业动态，持续更新膳食习惯管理知识与技能，以适应不断变化的需求。

项目导入

近日，出差许久的曲女士回到家中，惊喜地发现 3 岁的儿子东东改掉了往日拖沓的吃饭习惯，变得利索了许多。通过询问家人，曲女士得知，东东所在的托育机构于近期开展了一项培养婴幼儿良好膳食习惯的活动。在这项活动中，托育机构与各个家庭合作，通过树立榜样等方法帮助婴幼儿纠正不良的膳食习惯，并培养良好的膳食习惯。正是在这项活动的积极影响下，东东改掉了自己吃饭拖沓的坏习惯。

请思考：

（1）培养婴幼儿良好的膳食习惯的意义是什么？

（2）怎样培养婴幼儿良好的膳食习惯？

探索一　婴幼儿膳食习惯管理

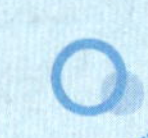

一、膳食习惯管理的相关概念

（一）膳食习惯

膳食习惯是指人们通过长期的膳食行为逐渐养成的，对食品和饮品的偏好及独特的进餐方式。婴幼儿时期是个体培养良好膳食习惯的关键时期。

（二）膳食习惯管理

膳食习惯管理是指通过各种措施来规范或调整个体或群体的膳食习惯的过程。

二、婴幼儿不良膳食习惯的具体表现及影响因素

（一）婴幼儿不良膳食习惯的具体表现

1. 食欲差

进食时，对食物缺乏兴趣，反而对做游戏或与人交流感兴趣；很少感到饥饿，经常

只吃几口就拒绝再吃；经常未吃完饭就想离开餐桌。

2．偏好某种食物

常因气味、口味、外观、质地等因素，而选择拒绝摄入某些食物；膳食范围往往局限于几种喜欢的食物；很不情愿尝试新食物。

3．进食不专注

进食过程中专注于看电视、玩玩具等，食物含在嘴里不下咽。

（二）婴幼儿不良膳食习惯的影响因素

婴幼儿自身的发育是膳食习惯的基础，而喂养者的行为与情绪，以及家庭和社会环境中的膳食习惯与风俗是培养婴幼儿膳食习惯的关键，以上三方面因素可分别或共同参与婴幼儿不良膳食习惯的发生过程。

1．婴幼儿自身因素

（1）发育因素

进食的过程以觅食、吸吮、咀嚼、吞咽等口咽动作协调为基础，需要味觉、嗅觉、触觉、温度觉等感知觉共同参与反馈，因此，正常的神经系统发育是保证婴幼儿正常膳食行为发育的基础。例如，神经系统发育迟缓的婴幼儿往往伴有不良的膳食习惯。

（2）气质因素

气质是人与生俱来的心理活动特征。婴幼儿的气质类型不同，对新的食物或喂养方式的反应也不同。例如，易怒型婴幼儿可能会对新的食物表现出明显的抗拒；顺应型婴幼儿的适应能力强，愿意尝试多种食物；活跃型婴幼儿容易受到环境刺激的影响，可能较难集中精力进食。如果喂养者不能正确处理这些不同反应，就易导致婴幼儿养成不良的膳食习惯。

（3）精神心理因素

婴幼儿依恋关系的建立及自主性、独立性的发展与膳食习惯密切相关，如果喂养者与婴幼儿之间未能建立安全的依恋关系，或喂养者错误干扰婴幼儿自主性和独立性的发展，则会对婴幼儿造成心理障碍，导致婴幼儿养成不良膳食习惯。

（4）疾病因素

疾病会影响婴幼儿的食欲和进食行为，进而对膳食习惯产生影响。

2．喂养者因素

婴幼儿由于自主进食能力不足，进食需求的表达方式单一且不易分辨，因此在喂养过程中处于相对被动的地位，喂养者的喂养知识和喂养习惯可直接影响婴幼儿的膳食习惯。

3．喂养环境因素

婴幼儿的膳食习惯易受家庭膳食习惯的影响，同时也易受社会及文化膳食传统的影响。

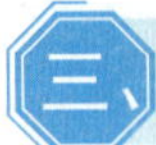

讨论室

请同学们查找婴幼儿不良膳食习惯的相关案例，对这些案例进行分析和讨论，以探究其中所包含的婴幼儿不良膳食习惯的具体影响因素。

三、培养婴幼儿良好膳食习惯的意义

（一）有助于促进生长发育

婴幼儿的身体和大脑发育迅速，需要全面、均衡的营养来支持。良好的膳食习惯可以确保婴幼儿获得足够的蛋白质、脂肪、碳水化合物、维生素、矿物质等营养素，从而促进其生长发育。

（二）有助于预防疾病、防范意外

培养婴幼儿良好的膳食习惯，有助于预防疾病、防范意外。首先，定时、定量、有规律地进餐能够帮助婴幼儿更好地消化吸收，避免胃肠痉挛、腹胀、腹痛等疾病；其次，使用正确的方式、方法进餐，包括恰当地使用餐具，能够有效帮助婴幼儿口腔肌肉及相应器官的发育，从而预防未来可能出现的说话不清晰等情况；最后，采取正确的用餐姿势，不边玩边吃，进餐时不说笑打闹……也能有效避免气道异物梗阻、哽噎、扎伤、磕伤等意外事故。

（三）有助于促进心理健康

良好的膳食习惯不仅对身体健康有益，还对心理发展和情绪稳定有重要作用。具体而言，良好的膳食习惯能够为婴幼儿提供稳定的能量来源，避免出现由饥饿导致的烦躁和注意力不集中等。此外，良好的膳食习惯还能够增强婴幼儿的自我效能感，帮助他们通过成功的膳食行为体验，建立积极的心理状态。

小贴士

自我效能感是指个体对自己能够成功完成某项任务或应对某种情景的信心。换句话说，就是个体相信自己有能力控制自己的行为并达到预定的目标。

（四）有助于提高家庭膳食质量

对于家庭来说，培养婴幼儿良好的膳食习惯，往往需要家长调整对食物的选择和烹饪方式，这种转变会直接影响家庭整体的膳食质量。例如，为了培养婴幼儿良好膳食习

惯，家长可能会选择制作低油、低盐、低糖的食物。此外，家长在陪伴婴幼儿用餐的过程中，也会提高对自身膳食健康的关注，并逐步纠正自身存在的不良膳食习惯。

探索二　婴幼儿良好膳食习惯的培养方法

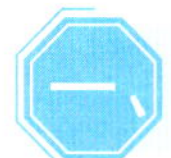

一、婴幼儿良好膳食习惯的培养策略

培养婴幼儿良好的膳食习惯，可以采用“4W1H”策略，即喂什么（what）、如何喂（how）、谁来喂（who）、何时喂（when）和何处喂（where）。

（一）喂什么——加强膳食多样化

研究表明，7～24 月龄是婴幼儿学习接受新食物的敏感期，在这一阶段，喂养者应为婴幼儿提供多样化的食物，使婴幼儿尽早学会接受各类食物，避免以后出现挑食、偏食的不良膳食习惯，进而保证均衡膳食。

（二）如何喂——注重顺应喂养

喂养婴幼儿时，喂养者应尊重婴幼儿的意愿，树立“采用正确的喂养方式比追求喂养食量更重要”的理念，进行顺应喂养。

1. 顺应喂养的原则

（1）按时为婴幼儿提供合适的食物。需注意，喂养者应确保食物健康、安全，质地、口味等与婴幼儿的咀嚼、吞咽水平相适应。

（2）允许并鼓励婴幼儿自主进食。喂养者应允许婴幼儿在已准备的食物中挑选喜爱的食物，允许婴幼儿尝试自己进食，同时鼓励婴幼儿用语言或其他信号表达进食或拒绝进食的请求。

（3）准确回应婴幼儿的进食要求。喂养者对婴幼儿发出的饥饿和饱腹的信号应及时给予回应，对婴幼儿尝试自己进食的请求也应给予正确的回应。

2. 顺应喂养的具体内容

（1）面对面喂养。通过面对面喂养，喂养者可以及时了解婴幼儿的需求，准确识别婴幼儿饥饿和饱腹的信号，并做出针对性的回应。

（2）尽量减少对婴幼儿的干扰。例如，喂养者在婴幼儿进食时不看电视等。

（3）选择合适的餐具。让婴幼儿使用固定的碗、盘子等，以加强对婴幼儿食量的了解。同时，可以根据婴幼儿的年龄选择合适的勺子、杯子等，以优化其进食体验，进而培养其良好的膳食习惯。

（三）谁来喂——固定主要喂养者

对 2 岁以下的婴幼儿，最好固定主要喂养者，以连贯地培养婴幼儿良好的进食行为。若因为各种原因无法固定主要喂养者，则需要喂养者之间达成共识，确定统一的喂养方式，并严格遵守。需注意，主要喂养者一定要有良好的膳食习惯。若主要喂养者有偏食、挑食等行为，婴幼儿可能会模仿。

（四）何时喂——定时喂养

为避免婴幼儿出现暴饮暴食等不良膳食习惯，喂养者应定时规律喂养婴幼儿。具体来说，婴幼儿要有相对固定的进餐时间。随着年龄的增长，婴幼儿逐渐从按需喂养模式递进至规律喂养模式，至 1 岁左右就可以形成“一日三餐三点”的进食模式，即每日进食三餐（早餐、午餐和晚餐），三餐的间隔时间内加餐两次，晚餐至睡前再加餐一次，如表 5-1 所示。2～3 岁时多为“一日三餐两点”的进食模式，即在“一日三餐三点”的模式上取消晚点。

1～2 岁幼儿推荐一日食谱

表 5-1　1 岁左右婴幼儿一日膳食安排示例

餐次	时间	膳食内容
早餐	7:00	母乳（或配方奶），可逐渐引入其他食物
早点	10:00	母乳（或配方奶），可逐渐引入水果或其他点心
午餐	12:00	从固体食物开始，可逐渐引入其他食物
午点	15:00	母乳（或配方奶），可逐渐引入水果或其他点心
晚餐	18:00	从固体食物开始，可逐渐引入其他食物
晚点	21:00	母乳（或配方奶）

（五）何处喂——定点喂养

喂养者应为婴幼儿固定进餐地点，使婴幼儿使用专用的餐椅就餐。需注意，婴幼儿在家进餐时，其专用餐椅最好放在成人餐桌前，以培养婴幼儿和家人一起进餐的习惯。

讨论室

随着时代的发展，越来越多的父母喜欢将自己养育婴幼儿的心得分享至网络社交平台。请同学们自行组成学习小组，在网上查找相关资料，并结合所学知识，讨论在网络社交平台上发布的婴幼儿养育措施中，有哪些能够帮助婴幼儿养成良好的膳食习惯。

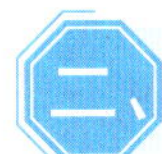二、0～12 月龄婴儿良好膳食习惯的培养方法

（一）0～6 月龄婴儿良好膳食习惯的培养方法

对婴幼儿发出的饥饿与饱腹信号及时应答是早期建立良好膳食习惯的关键。实践表明，新生儿饥饿时可能出现觅食、吸吮、张嘴等动作信号，婴儿则会出现把手含在嘴里吸吮、烦躁不安等动作信号，而大声哭闹往往是表达饥饿的最后信号。对于 0～6 月龄的婴儿，喂养者应尽可能根据其饥饿的动作信号按需喂养，避免在其哭闹后喂养。当婴儿停止吸吮，或者把头转开时，往往意味着已经饱腹。

（二）7～8 月龄婴儿良好膳食习惯的培养方法

7～8 月龄的婴儿正处于辅食添加期，喂养者应注意建立互动式喂养方式，以便帮助其养成良好的膳食习惯。具体来讲，包括以下几点。

1. 挑选合适的餐椅

为婴儿喂食泥糊或碎末状食物时，喂养者应尽可能地将婴儿置于安全、舒适的餐椅上，并保证其头部、躯干、双足都有很好的支撑。同时，婴儿的双手应该可以自由活动，以便与喂养者有较好的互动交流。此外，应尽量选择高度可调节的餐椅，以确保婴幼儿与喂养者一同就餐时，餐椅的高度能与餐桌保持一致。

2. 引导进食

在喂养过程中，喂养者应积极回应婴儿的饥饿信号，同时做出咀嚼的动作鼓励婴儿进食。当婴儿拒绝新添加的食物时，不应强迫或终止其进食，应善于引导，部分婴儿需要多次尝试后才会接受新的食物。

3. 加强互动交流

在喂养过程中，喂养者应加强与婴儿的眼神交流和语言交流，以促进其情感发展。

4. 保证食物和餐具清洁卫生

喂养者在制作食物及喂养的过程中，应保证食物和餐具的清洁卫生。此外，食物制作完成后应尽快食用，避免长时间放置。需注意，不应将接触过成人口腔唾液的食物喂给婴儿，以免将成人口腔内的细菌传播给婴儿而使其患病。

（三）9～12 月龄婴儿良好膳食习惯的培养方法

1. 引导婴儿自主进食

9～12 月龄婴儿的精细动作技能逐渐发展，手眼协调能力有了显著提高，能用手抓握物品，部分婴儿能自己拿勺子。根据这些特点，喂养者应鼓励婴儿自主进食，提供适合婴儿抓握的食物，让婴儿用手抓取食物，以逐步建立进餐的独立性。通过这种自主进食

的体验，可以帮助婴儿逐渐养成规律的进食习惯。在这一过程中，喂养者应耐心接受食物洒落、碗盘凌乱等现象，并事先为婴儿穿上围嘴或防水罩衣，切忌责备、呵斥婴儿。

2. 引导婴儿学习吞咽与咀嚼

9～12 月龄婴儿的消化系统逐渐成熟，牙齿开始萌出，吞咽与咀嚼能力有了初步发展。婴儿能够逐渐适应从泥糊状食物到更具颗粒感的食物的过渡，并且能够尝试咀嚼动作。根据这些特点，喂养者应为婴儿提供不同质地的食物并鼓励其尝试，这不仅有助于婴儿培养健康的膳食习惯，还能促进其消化系统的正常发育。

三、1～3 岁幼儿良好膳食习惯的培养方法

（一）1～2 岁幼儿良好膳食习惯的培养方法

1. 合理制作膳食，增强幼儿食欲

（1）多选用新鲜蔬果

为幼儿制作膳食时，应尽量多选用新鲜的蔬菜和水果。某些水果（比如苹果、梨等）的果皮富含维生素和矿物质，在保证安全的情况下，可以让幼儿连皮一起食用。需注意，在清洗和烹饪新鲜蔬果的过程中应注意保留其营养素，如温水清洗、现炒现吃等。

（2）保证食物碎、细、烂、软、嫩

1～2 岁幼儿的咀嚼能力较差，制作膳食时应注意将食物切碎、切细、煮烂、炖软，并保证嫩滑不柴，特别是肉、菜、谷类等食物。

（3）保证食物色香味形俱全，花样繁多

为幼儿制作膳食时，要保证食物色香味形俱全，即色诱人、香气浓、味道好、形态美。此外，还要经常变花样，以刺激幼儿食欲。

（4）保持淡口味

为幼儿制作膳食时，应保持淡口味，尽量减少糖和盐的添加，以提高幼儿对不同天然食物口味的接受度，减小偏食、挑食的风险。此外，淡口味食物还可降低儿童期及成人期肥胖、糖尿病、高血压、心血管疾病的风险。

2. 顺应发展需求，提供合适餐具

随着精细动作的发展，幼儿在 1 岁左右开始尝试独立进餐，喂养者应为幼儿提供合适的餐具，便于幼儿使用。

（1）提供适宜的勺子

幼儿 1 岁左右可以尝试使用勺子。为幼儿选择勺子时，应注意以下几个方面：① 勺头的大小应为幼儿嘴部大小的 1/3～2/3，且不要太深；② 勺柄要适中，不要太粗或太细，以便幼儿抓握；③ 勺子的材质宜为无毒塑料或不锈钢，需注意，圆边的塑料勺舀取食物时容易滑落，当幼儿习惯使用勺子后，还是选择不锈钢的勺子为宜。

此外，幼儿刚开始使用勺子时，手部肌肉的发育还不完善，喂养者应根据幼儿的发育过程逐步引导。

（2）选择合适的碗、碟

为幼儿选择碗时，应注意以下几个方面：① 宜选择底部凸出的圆形碗，以便于幼儿拿取及配合勺子使用；② 碗的大小以适合幼儿双手拿起为宜；③ 宜选择不锈钢碗，不易摔碎，且更便于使用、清洗和消毒。

为幼儿选择碟子时，应注意以下几个方面：① 碟子的侧壁与盘底间的角度应接近于直角，以便于幼儿配合勺子使用；② 碟子的图案避免过于花哨，以免分散幼儿进食时的注意力；③ 碟子的材质以不锈钢的为宜，重量应较重一些，以便在幼儿取食时更加稳固。

3. 鼓励自主进食，耐心引导进食行为

（1）鼓励自主进食

幼儿 1 岁左右时，已经具有自主进食的意识，喂养者应顺应幼儿的自主进食意愿，可采取少量多次的练习方式帮助幼儿学习自主喝水、吃饭和使用餐具。对于幼儿好的行为表现，应立刻表扬鼓励，以强化幼儿的自主进餐意识和行为。

（2）耐心引导进食行为

在培养幼儿自主进食的过程中，喂养者不可急于求成，要有耐心、信心和持之以恒的决心，坚持不懈地帮助幼儿“天天练、餐餐学”，不要因为担心幼儿吃不饱、饭菜放凉或弄脏衣服而停止培养其自主进食。

（二）2～3 岁幼儿良好膳食习惯的培养方法

1. 引导幼儿掌握正确的进食姿势

幼儿进食时，喂养者应引导其掌握正确的进食姿势，具体要求如下：坐在椅子中间，挺直腰部坐好；一手拿勺，另一手扶碗（防止碗滑落），两手臂自然地放在餐椅上。

2. 引导幼儿掌握正确的进食方法

喂养者可以拿着成人用的勺子坐在幼儿的旁边，采用平行示范的方法，做出和幼儿同步的动作，让幼儿观察自己的做法，并模仿学习。

3. 引导幼儿定时进餐

固定幼儿进餐的时间，餐前半小时让幼儿保持情绪稳定、愉快，进餐前提示幼儿如厕、洗手，且嘱其洗手后不可乱摸东西，应安静坐好、等待吃饭。此外，也可让幼儿协助喂养者摆放碗筷，以增加其进食兴趣，做到定时进餐。

幼儿洗手歌

4. 引导幼儿不挑食、不偏食

首先，喂养者应尽量提供多样化的食物，避免单一化膳食，逐步培养幼儿对不同食

物的接受度；其次，喂养者可以通过改变食物的呈现方式来使食物既美味又有趣，以吸引幼儿的注意力；再其次，应避免将强迫幼儿食用其讨厌的食物来作为惩罚，而应通过鼓励和引导，让幼儿了解食物的多样性和营养价值；最后，在进餐时，喂养者应创造愉快的就餐氛围，避免给幼儿过多压力。通过这些方法，能够逐渐引导幼儿形成健康的膳食观念，避免养成挑食和偏食的膳食习惯，确保其能够摄入均衡的营养素，从而健康成长。

5. 耐心引导幼儿自主进食

在幼儿尚未完全掌握进餐技能时，要耐心引导，鼓励幼儿自主吃完碗里的食物，并对幼儿的进步及时表扬，以增强其自主进食的积极性和自信心。切忌粗暴处理或包办、代替，以免幼儿养成依赖性。

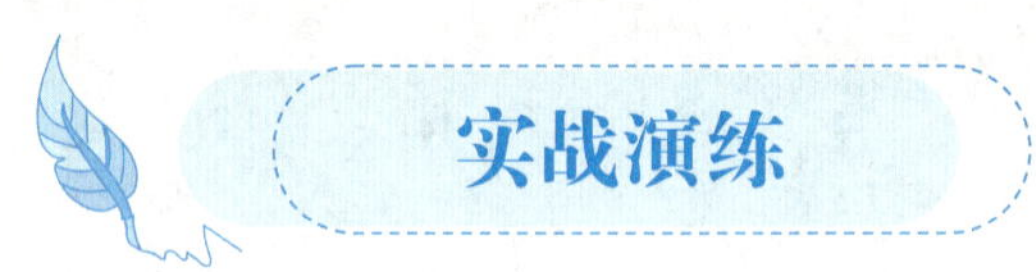

实战演练

一、不定项选择题

1. 下列选项中，属于婴幼儿不良膳食习惯的具体表现的是（　　）。
   A. 胃口差　　B. 能接受新食物　　C. 不专心进食　　D. 偏好某种食物
2. 下列有关顺应喂养原则的表述，正确的是（　　）。
   A. 按时为婴幼儿提供合适的食物
   B. 允许并鼓励婴幼儿自主进食
   C. 准确回应婴幼儿的进食要求
   D. 确保食物健康、安全，质地、口味等与婴幼儿的咀嚼、吞咽水平相适应
3. 下列选项中，属于培养婴幼儿良好膳食习惯的方法的是（　　）。
   A. 为婴幼儿提供多样化食物
   B. 避免让婴幼儿在进餐时做其他事情，如看电视或玩手机
   C. 强迫婴幼儿吃不喜欢但营养价值高的食物
   D. 不固定幼儿的进餐时间
4. 下列选项中，属于顺应喂养具体内容的是（　　）。
   A. 面对面喂养
   B. 对婴幼儿施加干扰，提高其抗干扰能力
   C. 选择合适的餐具
   D. 专人喂养
5. 下列选项中，属于7～8月龄婴儿良好膳食习惯的培养方法的是（　　）。
   A. 挑选合适的餐椅　　B. 引导进食
   C. 保证食物和餐具清洁卫生　　D. 加强互动交流

6．下列选项中，属于 9～12 月龄婴儿良好膳食习惯的培养方法的是（　　）。

A．为婴幼儿提供多样化食物　　B．引导婴儿学习吞咽、咀嚼

C．引导婴儿自主进食　　D．不固定幼儿的进餐时间

7．下列选项中，属于 1～2 岁幼儿良好膳食习惯的培养方法中“合理制作膳食，增强幼儿食欲”的内容的是（　　）。

A．多选用新鲜蔬果　　B．保证食物碎、细、烂、软、嫩

C．保证食物色香味形俱全，花样繁多　　D．保持淡口味

8．下列选项中，属于 2～3 岁幼儿良好膳食习惯的培养方法的是（　　）。

A．引导幼儿掌握正确的进食姿势　　B．引导幼儿掌握正确的进食姿势

C．引导幼儿定时进餐　　D．引导幼儿不挑食、不偏食

二、填空题

1．婴幼儿时期培养良好膳食习惯的重要意义包括________、________、________、________。

2．婴幼儿膳食习惯的形成受家庭膳食习惯影响，同时也受________的影响。

3．由于婴幼儿进食能力不足，表达进食需求的方式单一且不易分辨，缺乏对食物选择辨别的能力，因此在喂养过程中处于相对被动的位置，喂养者的________和________可直接影响婴幼儿的膳食习惯。

4．9～12 月龄的婴儿的消化系统逐渐成熟，牙齿开始萌出，________和________能力有了初步发展。婴儿能够逐渐适应从泥糊状食物到更具颗粒感的食物的过渡，并且能够尝试咀嚼动作。

5．喂养者在制作食物及喂养的过程中应保证食物和餐具的清洁卫生。此外，食物制作完成后应尽快食用，避免________。

6．良好的膳食习惯可以增强婴幼儿的________，帮助他们通过成功的膳食行为体验，建立积极的心理状态。

三、判断题

1．幼儿刚开始使用勺子时，手部肌肉的发育还不完善，喂养者应根据幼儿的发育过程逐步引导。（　　）

2．婴儿自主进食时常造成食物洒落和碗盘凌乱，喂养者可事先给其戴上围嘴、穿上防水罩衣等。（　　）

3．在幼儿进餐技能尚未完全掌握时，要耐心引导，鼓励幼儿自己吃完碗里的食物，并对幼儿的进步及时表扬，以增强其自主进食的积极性和自信心。（　　）

四、简答题

1．简述 0～12 月龄婴儿良好膳食习惯的培养方法。

2．简述 1～3 岁幼儿良好膳食习惯的培养方法。

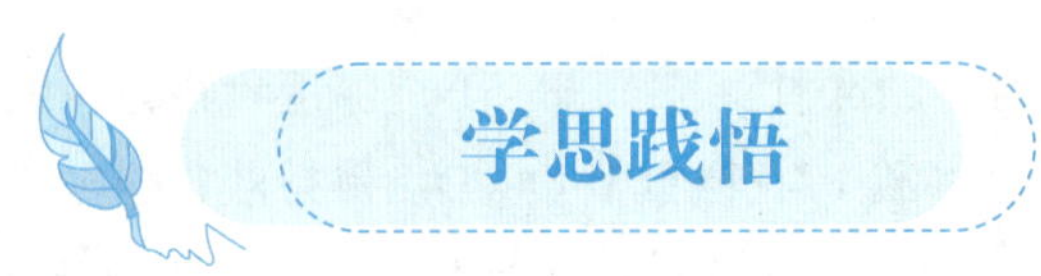

项目实践

回顾自身——婴幼儿良好膳食习惯的培养方法

【活动背景】

随着社会的发展和婴幼儿养育知识的普及，越来越多的家长开始重视对婴幼儿良好膳食习惯的培养。但是，对于大多数家长来说，如何正确地培养婴幼儿良好的膳食习惯，仍是一个需要继续学习的领域，而托育机构的工作人员正是一个值得请教的对象。

【活动内容】全班同学以 4～6 人为一组，每组制作一个情景剧，旨在探讨托育机构工作人员与家长如何共同培养婴幼儿形成良好的膳食习惯。情景剧的内容应至少包括以下方面：

（1）婴幼儿时期常见的不良膳食习惯和良好膳食习惯。

（2）培养婴幼儿良好膳食习惯的方法。

回忆与总结

婴幼儿不良膳食习惯的具体表现有哪些？应如何培养不同年龄段婴幼儿的良好膳食习惯？

学习感悟

（1）请写出本项目中令你印象深刻的内容。

____

____

____

（2）请写出你在学习本项目的过程中受到的启发。

____

____

____

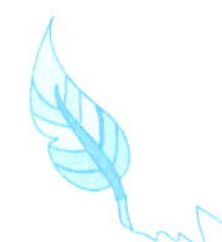

项目评价

全班同学每 5 人为一组，各组成员结合课前和课中的学习情况，以及实战演练和学思践悟的完成情况，按照表 5-2 的评价标准对本项目的学习效果进行自评和互评，并请任课教师进行总体评价。

表 5-2 项目考核评价表

考核内容	评价标准	分值	评价得分		
			自评分	互评分	师评分
知识与技能考核	了解婴幼儿膳食习惯管理的相关概念、婴幼儿不良膳食习惯的具体表现及影响因素	10			
	熟悉培养婴幼儿良好膳食习惯的意义	10			
	掌握培养婴幼儿良好膳食习惯的方法	15			
	能够使用正确的方法，帮助不同年龄段的婴幼儿养成良好的膳食习惯	15			
过程与方法考核	课前积极搜集与婴幼儿膳食习惯相关的案例，并主动预习本项目的知识	10			
	认真思考项目导入中的问题，积极参与课堂互动活动，并踊跃发表自己的看法	10			
	积极地通过多种途径提升自己对本项目知识的掌握程度	10			
综合素养考核	具有为婴幼儿长远发展负责的职业责任感	10			
	关注行业动态，持续更新膳食习惯管理知识与技能，以适应不断变化的需求	10			
总分（自评×30%＋互评×30%＋师评×40%）					

项目六

婴幼儿常见营养性疾病的膳食管理

知识目标

- 了解婴幼儿常见营养性疾病的产生原因。
- 熟悉婴幼儿常见营养性疾病的临床表现。
- 掌握婴幼儿常见营养性疾病的膳食管理措施。

技能目标

- 能够为营养性疾病患儿做出正确的膳食指导。

素质目标

- 培养作为托育行业从业人员的责任感。
- 培养对婴幼儿无私奉献的大爱观。

项目导入

临近暑假，婴幼儿托育服务与管理专业的小孙参加了由学校举办的“回报社会，我为人民做些事”社会公益活动。为充分发挥自己的专业优势，小孙决定和同学一起制作一套与婴幼儿常见营养性疾病有关的宣传海报。经过搜集资料与讨论后，他们决定把几种婴幼儿常见的营养性疾病的病因、临床表现，以及针对性的膳食管理措施作为宣传海报的内容，同时将膳食管理措施作为宣传海报的重点。

请思考：

（1）婴幼儿常见的营养性疾病具体包括哪些?

（2）针对这些疾病，喂养者应采取哪些膳食管理措施?

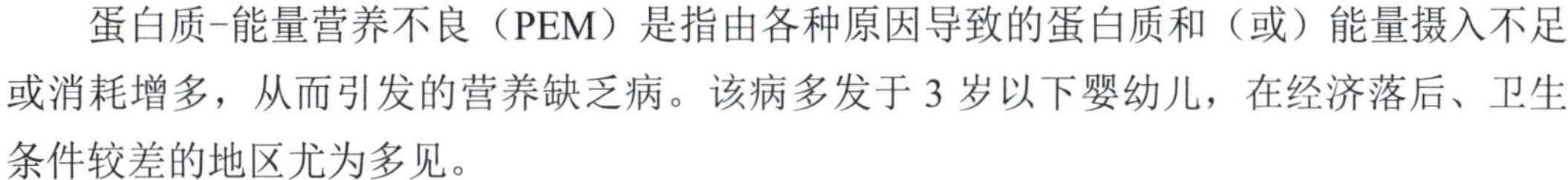

探索一　婴幼儿蛋白质-能量营养不良的膳食管理

蛋白质-能量营养不良（PEM）是指由各种原因导致的蛋白质和（或）能量摄入不足或消耗增多，从而引发的营养缺乏病。该病多发于 3 岁以下婴幼儿，在经济落后、卫生条件较差的地区尤为多见。

蛋白质-能量营养不良在临床上有三种常见类型：① 以能量供应不足为主的消瘦型；② 以蛋白质供应不足为主的水肿型；③ 介于两者之间的消瘦-水肿型。由于消瘦-水肿型的临床症状介于消瘦型和水肿型之间，兼具两者的特点，并可参照两者进行膳食管理，故本任务主要介绍消瘦型和水肿型的膳食管理知识。

一、婴幼儿蛋白质-能量营养不良概述

（一）婴幼儿蛋白质-能量营养不良的产生原因

1. 摄入不足

由摄入不足导致的婴幼儿蛋白质-能量营养不良多见于以下两种情况：一是母乳不足而未及时添加其他乳制品；二是过早断乳但未合理地添加其他乳制品，如将米糊作为婴

幼儿的主要食物，造成婴幼儿长期能量摄入量、蛋白质摄入总量和优质蛋白摄入量过低。

2. 先天营养基础差

低体重儿、双胎儿、多胎儿、早产儿和足月小样儿（足月出生、体重较轻的婴儿）等先天营养基础常较差，出生后易出现营养不良。

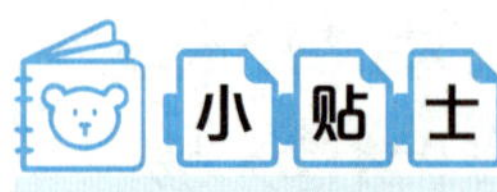

先天营养基础是指婴幼儿在出生前，通过母体获得的营养支持，以及在子宫内生长发育过程中形成的营养储备。

3. 疾病因素

疾病因素主要包括以下几个方面：① 反复感染，如肠炎和肺炎等常与蛋白质-能量营养不良互为因果，会形成恶性循环，加重病情；② 影响食物摄入、消化和吸收的先天性疾病，如唇裂、腭裂、先天性肥厚性幽门狭窄和贲门失弛缓症等；③ 慢性迁延性消化道疾病，如慢性肠炎和慢性细菌性痢疾等；④ 慢性消耗性疾病，如结核病和恶性肿瘤等。

（二）婴幼儿蛋白质-能量营养不良的临床表现

1. 婴幼儿消瘦型营养不良的临床表现

婴幼儿消瘦型营养不良的早期表现为婴幼儿活动量减少，精神状态正常或较差，体重增长速度减慢或体重不增。随着营养不良情况的加重，婴幼儿体重逐渐下降，皮下脂肪消耗，消瘦成为主要的临床症状。

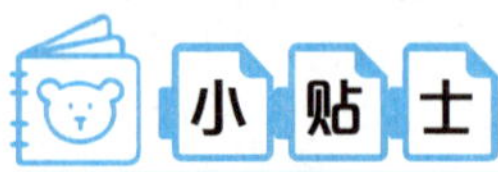

皮下脂肪层的厚度是判断营养不良程度的重要指标之一。

一般情况下，首先是腹部的皮下脂肪被消耗，其次是躯干、臀部和四肢的皮下脂肪，最后是面颊的皮下脂肪。患儿因皮下脂肪的逐渐减少和消失，出现皮肤干燥、苍白、渐失去弹性，额部出现皱纹，肌张力（骨骼肌维持静态姿势的收缩力）逐渐降低，肌肉松弛，肌肉萎缩呈“皮包骨”的状态等症状。

营养不良初期，患儿的身高通常不受影响，但随着营养不良程度的加深，患儿的骨骼生长逐渐减慢，身高逐渐低于同龄的婴幼儿。此外，轻度营养不良时，患儿精神状态大多正常；重度营养不良时，患儿则出现精神萎靡，反应差，体温偏低，脉细无力，食欲减退，腹泻、便秘交替等症状。

消瘦型营养不良根据患儿的临床表现，可分为三级，如表 6-1 所示。

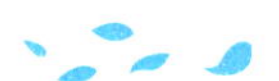

表 6-1　消瘦型营养不良患儿的临床分级

分级	皮下脂肪及肌肉情况	精神状态
第 1 级（轻度）	腹部及躯干大腿内侧脂肪层变薄，肌肉不结实，面色无华	同正常婴幼儿或较差
第 2 级（中度）	腹部和躯干脂肪层完全消失，四肢和面颊脂肪层轻度消失，皮肤苍白干燥、肌肉松弛、胸背瘦削	抑郁不安，活动减少，食欲减退
第 3 级（重度）	全身皮下脂肪层完全消失，面颊脂肪层亦消失，皮肤皱褶、干枯、无光泽，肌肉萎缩显著（皮包骨）、失去弹性，呈老人相	抑郁不安、好哭，晚期高度抑郁、拒食、反应差

2. 婴幼儿水肿型营养不良的临床表现

在水肿出现前婴幼儿已表现出营养不良的症状，如发育迟缓、消瘦、肌肉松弛、面色苍白无力、怕冷、精神不振及易激动等。

水肿是婴幼儿水肿型营养不良区别于婴幼儿消瘦型营养不良的主要症状。水肿首先出现在患儿的双侧下肢和足背，然后出现在全身低垂部，最后出现在面部（表现为两腮似满月，眼睑肿胀）。同时，部分患儿可能出现腹水及胸腔积液。

婴幼儿水肿型营养不良的其他症状：① 虚弱、精神抑郁；② 皮肤干燥、发凉，有鳞屑，弹性较差；③ 易生压疮，伤口愈合缓慢；④ 头发脆弱、易断和脱落，指甲脆弱、生长迟缓；等等。

（三）婴幼儿蛋白质-能量营养不良的并发症

蛋白质-能量营养不良常见的并发症有营养性贫血、多种维生素缺乏，以维生素 A 缺乏最为常见，维生素 D 缺乏常在恢复期患儿生长发育加速时出现。大部分的患儿还会伴有锌缺乏。

讨论室

请思考：为什么维生素 D 缺乏常在恢复期患儿生长发育加速时出现？

除上述各种并发的营养素缺乏外，患儿由于免疫功能低下，易患各种感染性疾病，进而加重营养不良，形成恶性循环。此外，部分患儿还可并发自发性低血糖，表现为突然面色灰白、神志不清、脉搏减慢、呼吸暂停、体温不升，但无抽搐，若诊治不及时，可危及生命。

二、婴幼儿蛋白质-能量营养不良的膳食管理

（一）婴幼儿消瘦型营养不良的膳食管理措施

对于因摄入不足和先天营养基础差而患蛋白质-能量营养不良的婴幼儿来说，可从膳

食角度为其调整膳食、补充营养。

调整膳食和补充营养的过程应强调个体化，不能操之过急，以免身体不耐受。一般来说，轻、中度营养不良患儿从每日能量供给 251～335 kJ（60～80 kcal）/kg、每日蛋白质供给 3 g/kg 开始，逐渐增至每日能量供给 628 kJ（150 kcal）/kg、蛋白质供给 3.5～4.5 g/kg。待患儿体重接近正常后，再逐渐恢复至正常生理需要量。对于重度营养不良的患儿，一般建议从每日能量供给 167～251 kJ（40～60 kcal）/kg、每日蛋白质供给 1.5～2 g/kg、每日脂肪供给 1 g/kg 开始，并根据情况逐渐少量增加。当须满足患儿追赶生长的需要时，每日能量供给一般可达 628～711 kJ（150～170 kcal）/kg、每日蛋白质供给 3.0～4.5 g/kg。待重度营养不良患儿体重接近正常后，同样逐渐恢复到正常生理需要量。

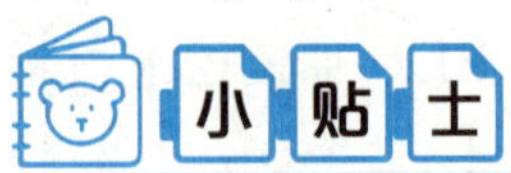

追赶生长是指在某些情况下，婴幼儿在经历了一段时间的生长滞缓后，快速恢复并达到同龄婴幼儿正常生长水平的现象。

对于重度营养不良的患儿，也可给予要素膳食（由人工配制的、符合机体生理需要的各种营养素组成的无渣膳食，其营养素含量齐全、比例适当、营养价值高，不经消化或很少消化即能直接被吸收）或进行胃肠道外全面营养（机体需要的所有营养素完全经肠外获得的营养支持方式）。

（二）婴幼儿水肿型营养不良的膳食管理措施

水肿型营养不良患儿的膳食管理以调整膳食、补充足够的能量和优质蛋白为重点。但是，患儿若处于水肿型营养不良的急性期（疾病发展过程中比较严重的时期）内，必须首先将其送医进行紧急抢救。待患儿病情稳定后，再开始逐渐调整膳食结构和膳食习惯等，逐步改善消化吸收功能。

水肿型营养不良婴幼儿的主要膳食管理措施如下：

（1）补充能量和优质蛋白。患儿应尽量保持母乳喂养，若已断乳，可选择牛乳或其他乳制品（如已强化各种维生素和矿物质的婴幼儿配方奶、脱脂乳和乳粉等）供患儿食用。

（2）对 2～3 岁患儿，应给予大量易消化、富含优质蛋白的食物，如乳类、蛋类、鱼类、禽类、血制品及豆制品等。膳食的调整过程应从少量半流质膳食开始，逐渐过渡为正常膳食。除用乳类和蛋类食物供应优质蛋白外，必要时可使用水解蛋白补充蛋白质。

（3）重症患儿因无食欲而拒绝进食时，可暂时采用鼻饲或口饲管法进食。具体做法如下：将每日膳食制成液体后分多次通过鼻饲管或口饲管喂入。

（4）除为患儿补充能量和蛋白质外，还应注意为患儿提供足量的各类维生素和矿物质。一般情况下，可选用各类维生素和矿物质的口服制剂。当患儿由维生素 A 缺乏引起

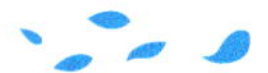

角膜混浊、穿孔等症状时，应紧急将其送医肌注维生素 A 制剂，防止病情进展引起失明。当患儿出现营养性贫血时，应遵医嘱给予铁剂、维生素 B_{12} 和叶酸等进行治疗。

营养之光

“小营养包”带来“大健康”

含有婴幼儿健康成长必需的蛋白质、维生素和铁等矿物质，一个 12 g 左右的“小营养包”，发放 10 余年来，改善近 2 000 万名婴幼儿的营养状况，见证了健康中国不凡的跨越。

自 2012 年起，我国在 10 个省（区、市）8 个国家集中连片特殊困难地区的 100 个县实施儿童营养改善项目，中央财政支持免费向 6 至 24 月龄的婴幼儿每日发放一个营养包。此后，项目实施范围逐步扩大至 22 个省（区、市）832 个县。

从 2018 年开始，这一项目被纳入国家基本公共卫生服务项目管理，意味着政府为营养包提供了持续兜底保障。2021 年，我国脱贫攻坚战取得了全面胜利，项目继续在脱贫地区实施。

政府提供政策支持和资金投入，通过基层妇幼健康服务网络将营养包下发到每个婴幼儿家中，开发适用于中国婴幼儿的辅食营养补充品配方并建立国家标准……数以亿计的营养包背后，是我国走出的一条符合国情、全面改善儿童营养状况的健康之路。

国家卫生健康委数据显示，截至 2023 年，这一营养改善项目累计惠及 1 928 万名婴幼儿。在项目持续监测地区，6 至 24 月龄婴幼儿的贫血率、生长迟缓率与 2012 年相比，分别下降了 71.7%、74.3%。

资料来源：董瑞丰，《近 2 000 万名婴幼儿受益 中国“小营养包”带来“大健康”》，中华人民共和国中央人民政府网，2024 年 11 月 12 日，有改动

探索二　婴幼儿单纯性肥胖的膳食管理

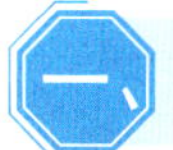

一、婴幼儿单纯性肥胖概述

单纯性肥胖是指人体长期能量摄入超过能量消耗，使体内脂肪过度积聚而形成的肥胖。

肥胖症是指以身体脂肪含量过多、体重明显超出正常范围为特征的，多因素导致的一种营养障碍性疾病。根据病因，肥胖症可分单纯性肥胖与继发性肥胖两类。其中，单纯性肥胖与膳食密切相关。

（一）产生原因

1. 能量摄入过多

能量摄入过多是婴幼儿单纯性肥胖的主要原因，尤其是高能量食物（如巧克力等）和含糖饮料的大量食用，显著增加了婴幼儿的额外能量摄入。

2. 活动量过少

久坐（如看电视等）和缺乏适当的体育锻炼等是婴幼儿单纯性肥胖的重要原因之一。即使婴幼儿摄食不多，但活动量过少亦可引起单纯性肥胖。此外，患儿大多不喜爱运动，易形成恶性循环。

3. 遗传因素

与上述原因相比，遗传因素对婴幼儿单纯性肥胖的影响作用更大。目前有研究认为，人类肥胖与数百个基因和染色体区域有关。双亲均肥胖的后代发生肥胖的概率高达70%～80%；双亲之一肥胖者，后代的肥胖发生率为40%～50%；双亲正常者，其后代的肥胖发生率仅为10%～14%。

4. 其他

平时进食过快、饱中枢和摄食中枢调节失衡、精神创伤及心理异常等因素均可导致婴幼儿过量进食，从而引发单纯性肥胖。

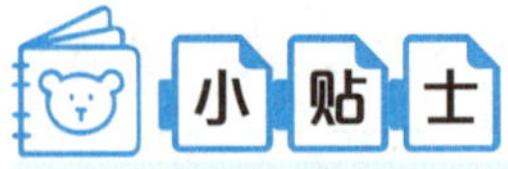

摄食中枢和饱中枢分别位于下丘脑外侧区和下丘脑腹内侧核。其中，摄食中枢通过感知血糖水平下降和胃排空等信号，来增强食欲、刺激进食行为；饱中枢通过接收血糖水平升高和胃扩张等信号，来抑制食欲和进食行为。

（二）临床表现

单纯性肥胖可发生于任何年龄段，但最常见于婴儿期、5～6岁时和青春期，且男性发病率高于女性。

1. 单纯性肥胖患儿的发育表现

患儿皮下脂肪丰满，分布均匀，腹部膨隆下垂。严重肥胖患儿可因皮下脂肪过多，胸腹、臀部及大腿皮肤出现皮纹；因走路时两下肢负荷过重，出现膝外翻和扁平足。

2．单纯性肥胖患儿的膳食表现

多数患儿食欲极佳，爱吃甜食和脂肪含量高的食物，且进食速度较快。部分患儿有睡前进食、看电视时进食，以及非饥饿状态下因视觉效应而进食的膳食习惯。

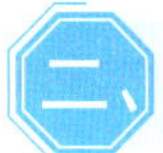

讨论室

请思考：什么是非饥饿状态下因视觉效应而进食？

3．其他表现

患儿常有疲劳感，活动时出现气短或腿痛。严重肥胖患儿由于脂肪的过度堆积，呼吸运动受限，可出现呼吸困难、发绀及脉率快等表现。此外，患儿常由于怕被别人讥笑而不愿与他人交往，进而出现心理障碍，如自卑、胆怯和孤独等。

二、婴幼儿单纯性肥胖的膳食管理措施

（一）小份多样，保持合理膳食结构

控制患儿每日膳食的总能量，建议为患儿提供的每日膳食的总能量应为正常体重婴幼儿每日膳食能量需要量的 80% 左右。同时，优先选择天然、新鲜的食物，以及营养密度较高的食物，以增加饱腹感。增加患儿鱼类、蔬菜和豆制品的摄入，减少精白米面和高油、高盐、高糖食品（如油炸食品、甜点和含糖饮料等）的摄入。

“垃圾食品”对幼儿的危害

（二）培养良好的膳食习惯

良好的膳食习惯是预防与控制婴幼儿肥胖的关键。具体来说，应让患儿做到按时进餐，避免晚餐过饱，不吃夜宵，不吃零食，减慢进食速度，做到细嚼慢咽，等等。

探索三　婴幼儿维生素营养障碍的膳食管理

一、婴幼儿维生素 A 缺乏症的膳食管理

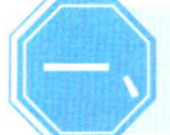

维生素 A 缺乏症是指由机体所有形式和任何程度的维生素 A 缺乏导致的营养性疾病，包括临床型维生素 A 缺乏、亚临床型维生素 A 缺乏和可疑亚临床型维生素 A 缺乏

（边缘型维生素 A 缺乏）三种类型。

（一）婴幼儿维生素 A 缺乏症概述

1. 产生原因

（1）原发性因素

由于维生素 A 和类胡萝卜素很难通过胎盘进入胎儿体内，因此新生儿体内的维生素 A 水平明显低于母体，如在出生后不能及时地补充，极易出现维生素 A 缺乏症。此外，体内的视黄醇结合蛋白数量较少也会导致维生素 A 水平下降，而新生儿体内的视黄醇结合蛋白数量只有成人的一半左右，青春期之后才会逐步达到成人水平，因此维生素 A 缺乏症在 3 岁以下婴幼儿中的发病率远高于成人。

小贴士

视黄醇结合蛋白是一种相对分子质量较小的血浆蛋白，主要功能是在血液中运输视黄醇，通常由肝合成并分泌。

（2）消化吸收障碍

维生素 A 为脂溶性维生素，其吸收效果与膳食中的脂肪含量密切相关，而脂肪的消化吸收依靠胆盐的协助。因此，膳食中脂肪含量过低、胆石症引起的胆汁分泌减少，以及一些消化道疾病（如急性肠炎和粥样泻等）造成的胃肠功能紊乱，都会影响维生素 A 的消化与吸收，进而造成婴幼儿患维生素 A 缺乏症。

（3）储存利用障碍

由于维生素 A 被摄入后会先在肝内进行储存，因此任何影响肝功能的疾病，如胆道闭锁等，都会影响维生素 A 在体内的储存量，从而引发维生素 A 缺乏症。一些消耗性传染病，尤其是婴幼儿中发病率较高的麻疹、猩红热、肺炎和结核病等，会消耗婴幼儿体内储存的维生素 A，而此时维生素 A 的摄入量往往因患病导致的食欲减退或消化功能紊乱而明显减少，两者的综合结果导致维生素 A 缺乏症的发生。

2. 临床表现

维生素 A 缺乏症的临床表现与缺乏的阶段和程度密切相关：可疑和亚临床维生素 A 缺乏阶段，主要有反复呼吸道感染、腹泻和贫血等非特异性临床表现；临床型维生素 A 缺乏阶段出现经典的眼部和皮肤表现。

（1）眼部表现

眼部表现是维生素 A 缺乏症经典的或最早被认识到的表现。婴幼儿出现维生素 A 缺乏后，最先会出现夜盲或暗光中视物不清，但由于婴幼儿不能清楚表述，所以该表现往往会被喂养者忽略。

维生素A是视觉细胞中感受弱光的视紫红质的组成成分，人体内若维生素A含量充足，则视紫红质的再生迅速而完全，暗适应（一种长时间在明亮处突然进入暗处时，最初看不清任何物体，经过一定时间后才能逐步看清暗处物体的现象）时间短；人体内若维生素A含量不足，则视紫红质再生慢而不完全，暗适应时间延长，严重时即为夜盲症。

夜盲或暗光中视物不清持续数周后，患儿开始出现干眼症，表现为结膜、角膜干燥并失去光泽，眼泪减少，患儿自觉眼痒，出现比托斑（结膜近角膜边缘处的泡沫状白斑）；继而角膜浑浊、软化，患儿畏光、眼痛，常用手揉搓眼部导致感染，严重者可发生角膜溃疡、坏死，导致失明。

由于维生素A对上皮细胞的细胞膜有稳定作用，能够维持上皮细胞的形态完整和功能健全，故维生素A缺乏时，上皮组织干燥、过度角化变性和腺体分泌减少，最早受影响的是结膜和角膜。

（2）皮肤表现

维生素A缺乏早期，患儿往往仅出现皮肤干燥、易脱屑，自觉皮肤瘙痒等表现，后随着缺乏程度的加深逐渐发展为汗液减少，毛囊处形成丘疹（以四肢伸面、肩部皮肤为多，可发展至颈背部甚至面部皮肤），触摸有粗砂样感觉。此外，患儿还会有毛发干燥、无光泽、易脱落，指（趾）甲变脆易折、多纹等表现。

（3）生长发育障碍

维生素A缺乏会影响婴幼儿的生长发育，尤其是骨骼的生长发育，因此，严重缺乏维生素A的患儿多表现为身高落后，牙齿釉质易剥落、失去光泽，易发生龋齿。

（4）免疫功能低下

患儿主要表现为反复的呼吸道和消化道感染，且易迁延不愈，尤以6月龄至2岁的患儿更为严重。

（5）其他表现

患儿还可出现贫血和尿道结石等表现。

知识扩容库

维生素 A 缺乏与贫血的关系

维生素 A 缺乏可以引起小细胞低色素贫血。维生素 A 的缺乏会通过多种途径影响造血过程。

1. 对铁代谢的影响

维生素 A 缺乏会干扰铁的代谢。在肠道中，维生素 A 可以促进铁的吸收。当维生素 A 缺乏时，肠道对铁的吸收减少。一些研究发现，维生素 A 缺乏的个体，其十二指肠黏膜细胞上铁转运蛋白的表达会降低，从而使铁从肠道进入血液循环的过程受阻。

同时，维生素 A 还参与调节体内铁的释放和利用。在铁储存和运输的关键器官肝中，维生素 A 缺乏会影响肝细胞内铁的代谢，使铁不能有效地从肝储存库释放出来用于红细胞生成，这就可能导致红细胞生成过程中铁的供应不足。

2. 对造血干细胞的影响

维生素 A 在造血干细胞的增殖和分化过程中发挥着一定的作用。造血干细胞能够分化为红细胞、白细胞和血小板等各种血细胞。维生素 A 缺乏会影响造血干细胞的正常分化，使其向红细胞分化的过程受到干扰，导致红细胞生成减少。

3. 对免疫系统的间接影响

维生素 A 对免疫系统有重要的支持作用。缺乏维生素 A 时，机体免疫力下降，容易发生感染。而感染会进一步影响造血功能，例如，慢性感染会导致炎症介质的释放，这些炎症介质会干扰铁的代谢，使铁被大量储存于巨噬细胞内，而不能用于红细胞的合成，从而导致小细胞低色素性贫血。

（二）婴幼儿维生素 A 缺乏症的膳食管理措施

（1）日常膳食中为患儿提供富含维生素 A 的动物性食物（如动物肝、鱼类和蛋类等）或含类胡萝卜素较多的植物性食物（如胡萝卜和番茄等），或维生素 A 强化的食品（如婴儿的配方奶粉和辅食等）。

（2）当患儿已确诊维生素 A 缺乏症时，应遵医嘱为患儿使用维生素 A 制剂。

在维生素 A 缺乏症高发地区，为了预防维生素 A 缺乏症，可遵医嘱每半年给予婴幼儿口服一次维生素 A 制剂。一般来说，对大于 1 岁的幼儿，每次给予维生素 A200 000 IU（1 IU 维生素 A = 0.3 μg RAE = 6 μg β-胡萝卜素）；对 6～12 个月的婴儿，每次给予维生素 A100 000 IU；对小于 6 个月的婴儿，每次给予维生素 A50 000 IU。

需注意，通过摄入维生素A制剂进行预防时，应注意避免过量摄入，短时间内摄入维生素A过多可造成中毒。

（3）纠正不良膳食行为，如挑食和偏食等，以保证婴幼儿摄入充足的维生素A。

知识扩容库

维生素A过多症与胡萝卜素血症

1. 维生素A过多症

维生素A摄入过多可以引起维生素A过多症，分为急性和慢性两种。人体内维生素A过多会降低细胞膜和溶酶体膜的稳定性，导致细胞膜受损、组织酶释放，引起皮肤、骨、大脑和肝等多种器官病变。

婴幼儿一次维生素A摄入超过300 000 IU即可发生急性维生素A过多症，多由意外服用大量维生素A制剂、维生素D制剂引起。患儿主要表现为头痛和呕吐等颅内压增高症状，囟门未闭者可出现前囟隆起。

慢性维生素A过多症多由长期摄入过量维生素A制剂引起。从曾发生的病例看，婴幼儿每日摄入50 000～100 000 IU维生素A，超过6个月即可患慢性维生素A过多症；也有案例显示，部分婴幼儿每日仅服25 000 IU维生素A，1个月后即出现慢性维生素A过多症的症状。慢性维生素A过多症常见于口服鱼肝油制剂治疗维生素D缺乏性佝偻病时，由于许多鱼肝油制剂既含有维生素D又含有维生素A，因此通过鱼肝油补充维生素D，极易造成维生素A的过量摄入。

维生素A过多症一旦确诊，应立即停止服用维生素A制剂和含维生素A的食物，一般无须其他治疗。该病预后良好，停止摄入维生素A后症状可逐渐消失，个别病程长、病情严重的患儿可留下身材矮小的后遗症。

2. 胡萝卜素血症

胡萝卜素血症由摄入过多富含胡萝卜素的食物（如胡萝卜、南瓜和橘子等），大量胡萝卜素不能迅速在体内转化为维生素A，使血液中胡萝卜素含量过多引起。虽然胡萝卜素在体内可转化为维生素A，但只有10%～25%的胡萝卜素可以转化为维生素A，故大量摄入胡萝卜素一般不会引起维生素A过多症，但可以使血液中胡萝卜素水平增高，引发胡萝卜素血症。胡萝卜素血症的主要表现为皮肤黄染，以鼻尖、前额、手掌和足底部位明显，但巩膜无黄染。停止大量食用富含胡萝卜素的食物后，胡萝卜素血症的症状可在2～6周内逐渐消退。患儿一般没有生命危险，无须特殊治疗。

二、婴幼儿维生素 D 缺乏性佝偻病的膳食管理

维生素 D 缺乏性佝偻病是指由人体内维生素 D 含量不足导致钙磷代谢紊乱，进而引起骨骼病变并以此为特征的一种全身慢性营养性疾病，多见于婴幼儿。

维生素 D 缺乏性佝偻病产生原理

（一）婴幼儿维生素 D 缺乏性佝偻病概述

1. 产生原因

（1）围生期储存不足

孕妇妊娠期，特别是妊娠后期，出现维生素 D 不足（由摄入不足或消耗增加引起），如患严重营养不良、肝肾疾病和慢性腹泻等，会使胎儿体内维生素 D 储存不足，进而使胎儿出生后易缺乏维生素 D。

围生期又称围产期，是指妊娠 28 周到产后 1 周这一分娩前后的重要时期。

（2）日照不足

天然食物中维生素 D 的含量均较低，皮肤经日光中的紫外线照射合成维生素 D 是婴幼儿体内维生素 D 的主要来源。因紫外线不能完全穿透玻璃，故婴幼儿若长时间在室内活动会使体内维生素 D 合成不足，从而导致维生素 D 缺乏。其他因素造成的日照不足，如建筑遮挡、空气污染，以及冬季日照时间短、紫外线弱等，也可能影响婴幼儿体内维生素 D 的合成，导致维生素 D 缺乏。

（3）生长速度快，需要量增加

婴幼儿早期生长速度快，对维生素 D 的需求量较大，若不及时补充，易出现维生素 D 缺乏。早产儿与双胎儿由于体内维生素 D 储存不足，故比一般婴幼儿更易发生佝偻病。

（4）疾病影响

某些胃肠道或肝胆疾病会影响婴幼儿对维生素 D 的吸收而导致维生素 D 缺乏，如慢性腹泻等。

2. 临床表现

维生素 D 缺乏性佝偻病在临床上可分为 4 期。

（1）初期

初期多见于 6 月龄以下特别是 3 月龄以下的婴儿。这一时期内，患儿多表现为易激惹、烦躁、汗多刺激头皮而摇头等。此期患儿通常没有骨骼病变的表现。

（2）活动期

若初期维生素 D 缺乏性佝偻病患儿未经治疗，病情会逐渐加重，出现典型骨骼改变。由于不同年龄婴幼儿的骨骼生长的速度快慢不一，所以维生素 D 缺乏性佝偻病在骨骼方面的临床症状与年龄密切相关，如表 6-2 所示。

表 6-2　维生素 D 缺乏性佝偻病活动期骨骼畸形与好发年龄

部位	骨骼畸形	好发年龄
头部	颅骨软化	3～6 月龄
	方颅	8～9 月龄
	前囟增大及闭合延迟	迟于 1.5 岁闭合
	出牙迟	满 13 月龄尚未萌芽，2.5 岁仍未出齐
胸部	肋骨串珠、肋膈沟、鸡胸、漏斗胸	1 岁左右
四肢	手镯、足镯 O 形腿或 X 形腿	＞6 月龄 ＞1 岁
脊柱	后弯、侧弯	学坐后
骨盆	扁平	

头部骨骼改变：6 月龄以下的患儿以颅骨改变为主，主要表现为前囟边缘较软，颅骨薄，用指尖稍用力压迫其枕骨或顶骨的后部，可有压乒乓球样的感觉。6 月龄以上的患儿的额骨和顶骨中心部分常常逐渐增厚，至 7～8 月龄时，变成“方盒样”头型（即方头），头围也逐渐增大。

胸部骨骼改变：胸廓畸形常见于 1 岁左右患儿，表现为肋骨与肋软骨交界处有圆形隆起，从上至下状如串珠，以第 7～10 肋最明显，称为佝偻病串珠；胸骨和邻近的软骨向前突起，形成“鸡胸样”畸形。较严重的患儿，膈肌附着处的肋骨受膈肌牵拉而内陷，使胸廓的下缘形成一水平凹陷，称为肋膈沟。

四肢和脊柱：6 月龄以上的患儿可见手腕和足踝部有钝圆形环状隆起，称为手、足镯；患儿会坐与站立后，可因韧带松弛出现脊柱畸形。患儿开始站立与行走后，由于双下肢负重且骨质软化与肌肉、关节松弛，可出现下肢骨骼变形，形成膝内翻（O 形）或膝外翻（X 形），有时还可有 K 形样下肢畸形。

（3）恢复期

初期或活动期的患儿经治疗后，临床症状和体征均会逐渐减轻或消失。

（4）后遗症期

多见于 2 岁以上的婴幼儿。若活动期病情严重，患儿会残留不同程度的骨骼畸形，除此之外，无其他临床症状。

（二）婴幼儿维生素 D 缺乏性佝偻病的膳食管理措施

（1）调整患儿的膳食结构，增加膳食中维生素 D 和钙的含量，如为患儿多提供鱼泥（如三文鱼、鳕鱼或鲈鱼的鱼泥）和乳制品等。

（2）维生素 D 缺乏性佝偻病患儿多伴有锌缺乏和铁缺乏等，故在患儿的膳食中，也应及时、适量地添加锌和铁等矿物质，以保证患儿骨骼的正常成长。

知识扩容库

维生素 D 缺乏性手足搐搦症

维生素 D 缺乏性手足搐搦症是维生素 D 缺乏性佝偻病的伴发症状之一，多见于 6 月龄以下的婴儿。目前因预防维生素 D 缺乏工作的普遍开展，维生素 D 缺乏性手足搐搦症已较少发生，但喂养者仍需了解，以备不时之需。

维生素 D 缺乏性手足搐搦症主要表现为惊厥、喉痉挛和手足搐搦，并有程度不等的活动期维生素 D 缺乏性佝偻病的症状。

（1）惊厥：患儿突然出现四肢抽动、两眼上翻、面肌颤动，神志不清，发作时间可短至数秒钟，或长达数分钟以上，发作时间长者可伴口周发绀。发作停止后，患儿意识恢复，精神萎靡而入睡，醒后活泼如常。发作轻时，患儿可仅有短暂的两眼上翻和面肌颤动，神志清楚。发作次数可数日 1 次或 1 日数次，甚至多至 1 日数十次。一般不伴有发热。

（2）手足搐搦：指以手足肌肉痉挛、颤搐收缩为表现的临床综合征。具体表现为患儿突发手足痉挛呈弓状，双手腕部屈曲，手指伸直，拇指内收至掌心；足部踝关节伸直，足趾同时向下弯曲。

（3）喉痉挛：婴儿多见，主要表现为喉部肌肉及声门突发痉挛，导致呼吸困难，有时可突然发生窒息，导致患儿严重缺氧，甚至死亡。

三、婴幼儿维生素 C 缺乏症的膳食管理

维生素 C 缺乏症是指由人体内维生素 C 缺乏引起的，以牙龈肿胀、出血，皮肤瘀点、瘀斑及全身广泛出血为典型临床特征的营养性疾病，在婴幼儿中有一定的发病率，多见于 6 月龄至 2 岁的婴幼儿。

（一）婴幼儿维生素 C 缺乏症概述

1. 产生原因

（1）摄入不足

维生素 C 摄入不足是该病发生的主要原因，主要由日常膳食中缺乏新鲜蔬菜和水果等维生素 C 含量高的食物，或在食物加工过程中处理不当导致维生素 C 损失较多引起。

（2）吸收障碍

患有慢性消化功能紊乱和长期腹泻等疾病均会导致机体对维生素 C 的吸收减少，从而引起维生素 C 缺乏症。

（3）需要量增加

患有慢性消耗性疾病和严重创伤等疾病均会导致机体对维生素 C 的需要量增加，此时如果维生素 C 的补充不能满足机体的需求，那么婴幼儿就可能出现维生素 C 缺乏症。

2. 临床表现

维生素 C 缺乏症起病缓慢，患儿首先有体重减轻、食欲减退、四肢乏力和烦躁不安等症状。随着维生素 C 缺乏情况的加重，患儿逐渐出现典型的临床症状。

（1）出血症状

患儿出血症状首先表现为皮肤瘀斑或瘀点，反复牙龈出血、鼻出血，毛囊周围角化和出血。随着病情进展，患儿可出现血尿、消化道出血、关节腔内出血，甚至颅内出血等，具体表现为尿液呈洗肉水样，呕血，黑便，关节肿痛、瘀斑，甚至头昏、意识障碍等。

（2）骨骼变化

长时间、严重的维生素 C 缺乏还会导致骨骼病变。如果病变位置在膝关节和踝关节附近，患儿可表现为关节肿胀但不发红，呈固定位置，患儿因肢体疼痛不愿活动或不愿被抱起，呈假性瘫痪；若病变发生在肋骨和肋软骨交界处，患儿患处可出现明显的突出、变尖，排列如串珠，在凸起内侧可触及凹陷等症状，因肋骨移动时疼痛，故患儿呼吸浅快。

（3）其他症状

其他症状包括创伤愈合减慢，易发生感染性疾病及营养不良等。

（二）婴幼儿维生素 C 缺乏症的膳食管理措施

（1）注意膳食均衡，为患儿提供富含维生素 C 的新鲜水果和蔬菜。同时，为患儿准备食物时，应注意加工方法，防止维生素 C 被破坏。

（2）对仍需母乳喂养的患儿，应嘱其乳母多食用富含维生素 C 的食物，如新鲜水果和蔬菜等，以为患儿补充维生素 C。

四、婴幼儿维生素 B_1 缺乏症的膳食管理

维生素 B_1 缺乏症是指机体缺乏维生素 B_1（又称硫胺素）引起的营养性疾病，以多发性神经炎、肌肉萎缩、组织水肿、心扩大、循环失调及胃肠道症状为主要特征。该病多发于以加工精细的白米面为主食的群体，治疗及时可完全恢复。

（一）婴幼儿维生素 B_1 缺乏症概述

1. 产生原因

（1）摄入不足

维生素 B_1 主要存在于谷类食物的外皮和胚芽中。过度加工、洗米次数过多等，均可使谷类食物中的维生素 B_1 丢失过多，长期坚持这种膳食习惯可致婴幼儿维生素 B_1 摄入不足而患病。此外，婴幼儿若长期偏食、辅食单调，也会因维生素 B_1 摄入量减少而患病。

（2）吸收不良或利用障碍

胃酸分泌减少、吸收不良综合征、慢性腹泻、肠梗阻和慢性肝炎等胃肠道及肝胆疾病均会影响机体对维生素 B_1 的吸收和利用，从而导致维生素 B_1 缺乏症的发生。

（3）经常食用抗硫胺素因子的食物

抗硫胺素因子（ATF）可改变维生素 B_1 的结构而破坏其生物活性。ATF 有耐热和不耐热两种：不耐热 ATF 存在于贝类、虾、淡水鱼（如青鱼和鲤鱼）的内脏、蕨类植物和一些海鱼中，这些食物如未经煮熟，可使人体内的维生素 B_1 失去活性，不耐热 ATF 可经加热破坏；耐热的 ATF 已证明存在于蕨类植物、茶、槟榔、一些蔬菜和植物中，甚至一些动物体内，这些食物即使经过加热处理，也会导致人体内的维生素 B_1 失去活性，长此以往，即使维生素 B_1 的摄入量达到标准，也会出现维生素 B_1 缺乏症。

2. 临床表现

（1）一般临床症状

患儿常有乏力、萎靡、食欲减退、呕吐、腹泻或便秘、腹痛、腹胀、体重减轻和生长发育停滞等表现。

（2）神经系统症状

初期患儿表现为烦躁不安、哭声嘶哑、失声，进而反应迟钝、淡漠或突然惊厥、昏迷。此外，患儿还可表现为背颈及四肢肌张力低下、神经反射消失和感觉迟钝等。当出现周围神经炎时，患儿表现为知觉过敏、麻木、呈袜套感，症状呈对称性向上蔓延。

（3）心血管症状

患儿表现为心率增快、发绀，下肢踝部水肿并蔓延至全身。

若母亲在妊娠期缺乏维生素 B_1，婴幼儿出生后可患先天性脚气病，具体表现为哭声无力、萎靡、吸吮乏力、水肿和嗜睡等，喂食健康人乳或牛乳后症状消失。

（二）婴幼儿维生素 B_1 缺乏症的膳食管理措施

（1）提供粗细粮混合搭配的膳食，确保膳食中包含富含维生素 B_1 的食物，如动物肝、燕麦、黄豆和花生等。

（2）纠正不合理的烹饪方法和患儿不良的膳食习惯，如淘米次数过多、烹饪食物加碱及患儿挑食等，以避免破坏食物中的维生素 B_1，保证患儿维生素 B_1 的充足摄入。

（3）嘱家长不为患儿提供生的鱼类、贝类，以及茶或咖啡等。

五、婴幼儿维生素 B_2 缺乏症的膳食管理

维生素 B_2 缺乏症是指由机体缺乏维生素 B_2 引起的，以眼、口腔和皮肤的炎症反应为主要临床特征的营养性疾病。

（一）婴幼儿维生素 B_2 缺乏症概述

1. 产生原因

（1）摄入不足

维生素 B_2 摄入不足是导致维生素 B_2 缺乏症的主要原因，具体包括以下几种情况：① 食物烹饪方法不合理，如淘米过度及蔬菜切碎后浸泡等，这些烹饪方法均会使食物中的维生素 B_2 流失过多；② 食物加工、运输和储存不合理，维生素 B_2 在碱性溶液中易分解，且对光敏感，故食物加工过程中加食用碱、运输和储存过程中不避光均可使维生素 B_2 被大量破坏；③ 食物选择不合理，如食用脱水蔬菜或多次煮沸的牛乳等，均会导致婴幼儿维生素 B_2 摄入不足。

（2）需要量增加

机体在生理或病理状态下对维生素 B_2 的需要量增加，若未及时补充维生素 B_2，此时易出现维生素 B_2 的相对缺乏。例如，由于维生素 B_2 参与体内的氧化还原反应，在代谢过程中发挥着重要作用，故在婴幼儿体重快速增长等能量需要量明显增加的阶段，相应地机体对维生素 B_2 的需要量也会增加；高热和肺炎等疾病导致机体代谢加速、消耗增加，对维生素 B_2 的需要量增加。

（3）吸收障碍

各种原因导致的吸收功能障碍，如长期腹泻、消化道或胆道梗阻、胆汁分泌受限、胃酸分泌减少、小肠恶性肿瘤或小肠切除等，会影响维生素 B_2 的吸收，导致维生素 B_2 缺乏症的发生。

（4）遗传因素

某种较少见的影响维生素 B_2 结合蛋白合成的基因缺陷病可导致维生素 B_2 缺乏症的发生。

2. 临床表现

（1）口腔表现

① 口角炎，口角湿润、发白、糜烂、出现裂缝，裂缝表皮脱落形成溃疡，张口易出血，出血后形成黄色结痂；② 唇炎，上下唇边缘呈鲜红色，唇部裂缝增多，口张大时裂缝出血；③ 舌炎，舌面光滑呈红色，舌乳头早期肥大，后期萎缩、消失、变平，舌痛，味觉减退。

（2）眼部症状

畏光、视物模糊、流泪，结膜充血，角膜周围血管增生，结膜与角膜相连处有时发生水疱，形成环角膜炎，严重者可呈角膜炎和虹膜炎。

（3）脂溢性皮炎

多见于鼻唇沟、鼻翼、耳后和眉间等处，局部皮肤有轻度红斑，皮脂溢出后结痂，并伴有黄白色脱屑。

（4）其他症状

阴囊或阴唇部皮肤出现红斑、湿疹或丘疹，严重时可糜烂、结痂。

（二）婴幼儿维生素 B_2 缺乏症的膳食管理措施

（1）调整膳食搭配，为患儿提供富含维生素 B_2 的食物。维生素 B_2 广泛存在于动植物食物中，一般来说，动物性食物的含量较植物性食物高，动物肝、动物肾、动物心及蛋的含量尤为丰富；植物性食物中以绿色蔬菜和豆类的含量高，而谷类的含量较少。

（2）纠正患儿不良的膳食习惯，如挑食和偏食等，以保证维生素 B_2 的充足摄入。

探索四　婴幼儿营养性贫血的膳食管理

红细胞和血红蛋白的生成需要许多营养素作为原料，当各种原因导致红细胞或血红蛋白生成原料不足时，人体就会发生营养性贫血。营养性贫血是婴幼儿的常见病，不仅会影响生长发育，还是各种感染性疾病的诱因。

小贴士

根据世界卫生组织的标准，6 月龄至 6 岁儿童的血红蛋白低于 110 g/L 可诊断为贫血。

一、婴幼儿缺铁性贫血的膳食管理

缺铁性贫血是指由体内铁缺乏导致血红蛋白合成减少的贫血。该病在婴幼儿时期发

病率最高，多在6～12月龄初发，以6月龄至3岁婴幼儿最多见，严重危害婴幼儿的健康，是我国重点防治的婴幼儿常见病之一。

（一）婴幼儿缺铁性贫血概述

1. 产生原因

（1）先天不足

胎儿从母体获取铁的时间主要集中在胎儿期的最后3个月，故早产、双胎、多胎、胎儿失血和孕母严重缺铁等情况均会使胎儿体内铁的含量较低，从而导致其出生后就出现铁缺乏的情况，进而患缺铁性贫血。

（2）辅食添加不合理

婴幼儿生长发育迅速，血容量增加速度较快，对铁的需求量也较大。6月龄以下的婴儿主要依靠胎儿期储存的铁的循环利用来维持体内的铁平衡，6月龄以上的婴幼儿必须从辅食中获取足够的铁，以保证生长发育。因此，未及时添加含铁量较多的辅食也是婴幼儿患缺铁性贫血的另一常见原因。

（3）铁的代谢异常

消化道出血、腹泻、长期反复感染，以及食物搭配不合理等，均可使机体内铁丢失过多或出现铁吸收障碍，引起缺铁性贫血。

2. 临床表现

（1）一般症状

患儿主要表现为皮肤和黏膜逐渐苍白，以唇、口腔黏膜及甲床较明显；易疲乏，不爱活动，年长儿可诉头晕、眼前发黑及耳鸣等。

（2）消化系统症状

患儿主要表现为食欲减退，少数患儿可出现异食癖（如嗜食泥土、墙皮和煤渣等），部分患儿可出现呕吐、腹泻，以及口腔炎、舌炎或舌乳头萎缩等，严重者可出现萎缩性胃炎或吸收不良综合征。

（3）神经系统症状

患儿主要表现为烦躁不安或萎靡不振、注意力不集中、记忆力减退，智力大多低于同龄婴幼儿。

（4）心血管症状

患儿严重贫血时，可出现心率增快、心扩大，甚至心力衰竭。

（5）其他症状

缺铁性贫血可使患儿免疫力降低，导致患儿易患感染性疾病，且常迁延难愈、反复感染；可使患儿上皮组织异常而出现反甲，表现为指（趾）甲中部凹陷、边缘翘起，较正常薄，且表面粗糙、有条纹等。

（二）婴幼儿缺铁性贫血的膳食管理措施

（1）提倡母乳喂养，母乳中铁的吸收利用率较高。

（2）做好喂养指导，无论是母乳喂养还是人工喂养的婴儿，均应从 6 月龄起及时添加含铁量高的辅食。

（3）注意合理搭配膳食，选择含铁量高且容易吸收的食物，避免含植酸盐与草酸盐的食物与含铁量高的食物搭配，以免形成不溶性的盐，影响铁的吸收。

（4）选择维生素 C 含量高的食物与含铁量高的食物搭配，维生素 C 可将三价铁还原为二价铁，能够促进铁的吸收。

（5）及时纠正婴幼儿挑食和偏食等不良的膳食习惯，以避免铁摄入量不足。

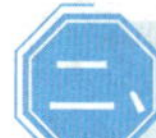

二、婴幼儿巨幼细胞贫血的膳食管理

巨幼细胞贫血是指由维生素 B_{12} 和（或）叶酸缺乏所致的贫血。该病在 6 月龄至 2 岁的婴幼儿中多见，常起病缓慢。

（一）婴幼儿巨幼细胞贫血概述

1. 产生原因

婴幼儿生长发育较快，对维生素 B_{12} 和叶酸的需要量逐渐增加，但膳食未及时调整；乳母的膳食中缺乏富含维生素 B_{12} 和叶酸的食物，使乳汁中维生素 B_{12} 和叶酸的含量降低；婴幼儿膳食中缺乏动物肝、动物肾、蔬菜等富含维生素 B_{12} 和叶酸的食物；对 6 月龄以上的婴幼儿单纯母乳喂养而未及时添加辅食；婴幼儿严重偏食和厌食；婴幼儿患有肠道感染等疾病；等等。上述情况均可导致婴幼儿维生素 B_{12} 和叶酸摄入量相对不足或不足，进而导致营养性巨幼细胞贫血的发生。

2. 临床表现

（1）一般表现

患儿皮肤呈蜡黄色，可有轻度黄疸，睑结膜、口唇和指甲等处明显苍白。颜面多虚胖或轻度浮肿，头发细黄且稀疏。少数患儿可有皮肤出血点。

（2）神经系统表现

由维生素 B_{12} 缺乏导致的巨幼细胞贫血的患儿表情呆滞，对周围反应极不灵敏，目光发直，少哭不笑，嗜睡、不认亲人；运动发育迟缓或退步，如坐起、爬行、直立和走路等动作均学会较晚，或者由已学会独立走路倒退为不再会坐起、爬行、直立和走路；重症患儿可出现手足无意识运动，甚至抽搐、感觉异常等症状。

由叶酸缺乏导致的巨幼细胞贫血的患儿一般不出现神经系统表现，但可出现烦躁不安和易怒等精神异常表现。

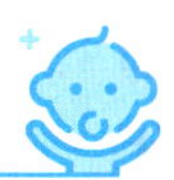

(3) 其他表现

患儿常伴有消化系统症状，且出现较早，如厌食、恶心、呕吐和腹泻等。

(二) 婴幼儿巨幼细胞贫血的膳食管理措施

(1) 提醒家长注意哺乳期乳母的营养，多食用富含维生素 B_{12} 和叶酸的食物，不提倡纯素食模式，以保证母乳中维生素 B_{12} 和叶酸的含量。

(2) 提醒家长及时为婴幼儿添加辅食，注意膳食均衡，为其提供新鲜蔬菜、水果、瓜豆类、肉类、动物肝及动物肾等富含维生素 B_{12} 和叶酸的食物。

(3) 纠正婴幼儿的不良膳食习惯，如挑食和偏食等，以保证维生素 B_{12} 和叶酸的充足摄入。

探索五　掌握其他婴幼儿营养性疾病的膳食管理

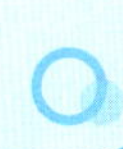

一、婴幼儿锌缺乏症的膳食管理

锌缺乏症是指由锌摄入不足或代谢障碍导致体内锌缺乏，引起食欲减退、生长发育迟缓、皮炎和异食癖等临床症状的营养性疾病。

(一) 婴幼儿锌缺乏症概述

1. 产生原因

(1) 摄入不足

动物性食物不仅锌含量高且易于吸收，坚果类食物（如核桃、板栗和花生等）锌含量也不低，但植物性食物的锌含量较低，因此为婴幼儿提供的食物不合理，使婴幼儿锌摄入不足，可导致锌缺乏症。

(2) 吸收障碍

各种原因所致的腹泻均可妨碍婴幼儿对锌的吸收，导致锌缺乏症。

(3) 需要量增加

在生长发育速度较快的阶段或营养不良恢复期等，机体对锌的需要量较正常状态增多，如未能及时补充，就可能发生锌缺乏症。

(4) 丢失过多

反复出血、溶血（红细胞破坏导致血红蛋白释放进入血浆的现象）、大面积烧伤、慢性肾疾病、长期透析、蛋白尿及应用某些药物（如青霉胺）等情况，均会使婴幼儿因锌丢失过多而患锌缺乏症。

2. 临床表现

患儿的主要表现为味觉敏感度下降，进而出现食欲减退、厌食和异食癖等症状；线性生长下降（身高或身长的增长速度低于同年龄和同性别的正常标准）、体格矮小；易患感染性疾病；语言发育迟缓，认知能力不良，注意力不集中及多动；等等。此外，患儿还会出现脱发、皮肤粗糙、皮炎、地图舌（舌苔呈不规则的部分剥脱，舌面上有舌苔处与无舌苔处的界限清晰，形似地图）、反复口腔溃疡、伤口愈合延迟、夜盲和贫血等。

（二）婴幼儿锌缺乏症的膳食管理措施

为婴幼儿提供富含锌的食物，如动物肝、鱼、瘦肉、蛋和牡蛎等。对年龄较小的婴幼儿，应嘱其家长尽量坚持母乳喂养。此外，还应及时纠正患儿的不良膳食习惯，如挑食和偏食等，以保证锌的充足摄入。

二、婴幼儿碘缺乏病的膳食管理

碘缺乏病是指由机体碘营养不良而引起的一组疾病的总称，包括地方性甲状腺肿、地方性克汀病和地方性亚临床克汀病等。缺碘对人体在快速生长发育时期的影响最大，且主要影响大脑的发育，故胎儿、新生儿和婴幼儿受缺碘的影响最大。

（一）婴幼儿碘缺乏病概述

1. 产生原因

机体内的碘主要来自日常食物和饮用水，日常食物和饮用水中缺碘，就会造成婴幼儿缺碘，从而引起碘缺乏病。

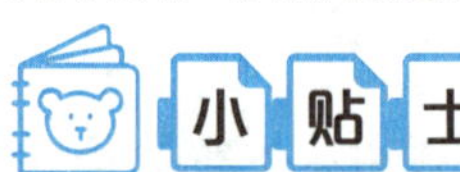

自然环境中缺碘是造成碘缺乏病的最基本原因。自然环境中的土壤和水缺碘，可导致此环境中的植物和动物含碘量不足，人们以当地的水、植物和动物为主要食物，会因碘摄入不足而发病。

母婴如何正确补碘

2. 临床表现

碘缺乏病的临床表现取决于缺碘的程度、持续时间和患病的年龄。胎儿期缺碘可致死胎、早产及先天畸形。婴幼儿期缺碘表现为甲状腺功能减退、哭声低弱、活动少、便秘和食欲减退等。

婴幼儿长期轻度缺碘可患地方性亚临床克汀病，表现为轻度智力落后，可有极轻度的听力障碍和（或）极轻度的言语障碍，以及精神运动功能的异常等。

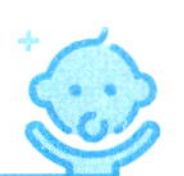

婴幼儿长期严重缺碘可患地方性克汀病，可有以下两种症状：① 以脑损害、神经系统症状为主，表现为智力低下、痉挛性瘫痪及肢体运动协调紊乱，伴有聋哑和斜视等，体格生长影响较小，身材正常；② 以黏液性水肿为主，表现为身材矮小、腹部膨隆、皮肤干燥粗厚、非凹陷性水肿和智力低下。这两种症状表现可相互交叉重叠，并部分患儿伴有甲状腺肿。

（二）婴幼儿碘缺乏病的膳食管理措施

为患儿提供加碘盐，或在膳食中增加富含碘的食物，如海带、紫菜和海鱼等，并鼓励其多食用。

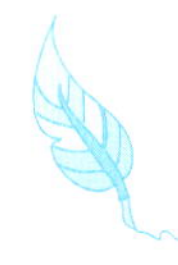

实战演练

一、不定项选择题

1. 下列选项中，不属于婴幼儿蛋白质-能量营养不良的常见类型的是（　　）。

A. 消瘦型　　B. 水肿型　　C. 继发型　　D. 消瘦-水肿型

2. 下列选项中，长期摄入可能会引起婴幼儿维生素 B_1 缺乏症的是（　　）。

A. 猪肉　　B. 茶水　　C. 鸡肉　　D. 大米

3. 下列选项中，属于婴幼儿蛋白质-能量营养不良的产生原因的是（　　）。

A. 摄入不足　　B. 先天营养基础差

C. 婴幼儿患慢性肠炎　　D. 疾病因素

4. 为重度蛋白质-能量营养不良的患儿补充营养时，每日能量供给应从（　　）kJ/kg 开始。

A. 251～335　　B. 167～251　　C. 226～316　　D. 628～711

5. 为轻度蛋白质-能量营养不良的患儿补充营养时，每日蛋白质供给应从（　　）g/kg 开始。

A. 3　　B. 3.5～5.5　　C. 4.5～5　　D. 4.5～5.5

6. 下列有关水肿型营养不良的婴幼儿的主要膳食管理措施的表述中，错误的是（　　）。

A. 患儿应尽量保持母乳喂养，若已断乳，可选择牛乳或其他乳制品

B. 重症患儿因无食欲而拒绝进食时，可暂时采用静脉滴注葡萄糖溶液

C. 当患儿出现营养性贫血时，应遵医嘱给予铁剂、维生素 B_{12} 和叶酸等进行治疗

D. 当患儿由维生素 A 缺乏引起角膜混浊、穿孔等症状时，应紧急送医肌注维生素 A 制剂

7. 下列选项中，属于婴幼儿单纯性肥胖产生原因的是（　　）。
   A. 能量摄入过多
   B. 遗传因素
   C. 饱中枢和摄食中枢调节失衡
   D. 活动量过少
8. 下列选项中，属于单纯性肥胖患儿膳食表现的是（　　）。
   A. 食欲极佳，且进食速度较快
   B. 爱吃甜食和脂肪含量高的食物
   C. 睡前进食、看电视时进食
   D. 非饥饿状态下因视觉效应而进食
9. 下列选项中，属于维生素 A 缺乏症患儿临床表现的是（　　）。
   A. 夜盲或暗光中视物不清
   B. 结膜、角膜干燥并失去光泽，眼泪减少
   C. 皮肤干燥、易脱屑，自觉皮肤瘙痒
   D. 易激惹、烦躁、汗多刺激头皮而摇头等
10. 下列选项中，属于维生素 D 缺乏症患儿临床表现的是（　　）。
    A. 肋骨与肋软骨交界处有圆形隆起，从上至下状如串珠
    B. 手腕和足踝部有钝圆形环状隆起
    C. 胸廓的下缘有一水平凹陷
    D. 前囟边缘较软，颅骨薄
11. 下列选项中，属于维生素 C 缺乏症患儿临床表现的是（　　）。
    A. 皮肤瘀斑或瘀点，反复牙龈出血、鼻出血
    B. 尿液呈洗肉水样，呕血、黑便
    C. 创伤愈合减慢，易发生感染性疾病
    D. 呼吸浅快
12. 下列选项中，属于维生素 B_1 缺乏症患儿临床表现的是（　　）。
    A. 尿液呈洗肉水样，呕血、黑便
    B. 心率增快、发绀，下肢踝部水肿并蔓延至全身
    C. 易激惹、烦躁、汗多刺激头皮而摇头等
    D. 乏力、萎靡、食欲减退、呕吐、腹泻或便秘、腹痛和腹胀
13. 下列选项中，属于缺铁性贫血患儿临床表现的是（　　）。
    A. 心率增快、心扩大，甚至心力衰竭
    B. 心率增快、发绀，下肢踝部水肿并蔓延至全身
    C. 烦躁不安、哭声嘶哑、失声
    D. 指（趾）甲中部凹陷、边缘翘起，较正常薄，且表面粗糙、有条纹

14. 下列选项中，属于巨幼细胞贫血患儿临床表现的是（　　）。
    A. 心率增快、心扩大，甚至心力衰竭
    B. 萎缩性胃炎或吸收不良综合征
    C. 表情呆滞，对周围反应极不灵敏，目光发直，少哭不笑
    D. 皮肤呈蜡黄色，可有轻度黄疸，睑结膜、口唇、指甲等处明显苍白

15. 下列选项中，属于锌缺乏症患儿临床表现的是（　　）。
    A. 味觉敏感度下降，食欲减退、厌食和异食癖
    B. 线性生长下降、体格矮小
    C. 语言发育迟缓，认知能力不良，注意力不集中、多动
    D. 地图舌

二、填空题

1. 对于重度营养不良的患儿，可给予________或进行________。

2. 水肿型营养不良患儿的膳食管理以________、补充足够的________和________为重点。

3. ________是婴幼儿单纯性肥胖的主要原因。

4. 孕妇妊娠期，特别是妊娠________，出现维生素 D 营养不足，如患严重营养不良、肝肾疾病、慢性腹泻等，会使胎儿体内维生素 D 储存不足，出生后易缺乏维生素 D。

5. 缺铁性贫血患儿的主要表现为食欲减退，少数患儿可出现________（如嗜食泥土、墙皮和煤渣等）。

6. 巨幼细胞贫血是指由________或（和）________缺乏所致的一种贫血。

7. 锌缺乏症是指由锌摄入不足或代谢障碍导致体内锌缺乏，引起食欲减退、________、________和________等临床症状的营养素缺乏性疾病。

8. 机体内的碘主要来自________和________，________和________中缺碘，就会造成婴幼儿缺碘，从而引起碘缺乏病。

9. ________是指由体内铁缺乏导致血红蛋白合成减少的贫血。该病在婴幼儿时期发病率最高，多在________初发，以________婴幼儿最多见，严重危害婴幼儿的健康，是我国重点防治的婴幼儿常见病之一。

10. 维生素 B_2 缺乏症是指由机体缺乏维生素 B_2 引起的，以________、________和皮肤的炎症反应为主要临床特征的营养性疾病。

11. 维生素 B_1 缺乏症是指机体缺乏维生素 B_1（又称硫胺素）引起的营养性疾病，以________、________、________、________、________及胃肠道症状为主要特征。

12. 维生素 C 缺乏症是指由人体内维生素 C 缺乏引起的，以牙龈肿胀、出血，皮肤瘀点、瘀斑及全身广泛出血为典型临床特征的营养性疾病，在婴幼儿中有一定的发病率，多见于________的婴幼儿。

13．维生素 A 缺乏症是指由机体所有形式和任何程度的维生素 A 缺乏导致的营养性疾病，包括________、________和________（边缘型维生素 A 缺乏）三种类型。

三、判断题

1．由于维生素 A 和类胡萝卜素容易通过胎盘进入胎儿体内，因此新生儿血清和肝中的维生素 A 水平与母体相似。（　　）

2．6 月龄以下的婴儿主要依靠胎儿期储存的铁的循环利用来维持体内的铁平衡。（　　）

3．婴幼儿巨幼细胞贫血往往发病较早，多于出生后 1 个月左右发病。（　　）

4．植物性食物的锌含量较低，因此婴幼儿膳食不能采用纯素食模式。（　　）

5．碘缺乏病的临床表现取决于缺碘的程度、持续时间和患病的年龄。婴幼儿长期重度缺碘可患地方性亚临床克汀病。（　　）

6．由叶酸缺乏导致的巨幼细胞贫血的患儿一般不出现神经系统表现，但可出现烦躁不安和易怒等精神异常表现。（　　）

7．一般来说，动物性食物中维生素 B_2 的含量较植物性食物高。（　　）

8．患有慢性消化功能紊乱、长期腹泻等疾病均会导致机体对维生素 C 的吸收减少，从而引起维生素 C 缺乏症。（　　）

9．维生素 D 缺乏性佝偻病初期多见于 6 月龄以下，特别是 3 月龄以下的婴儿。此期患儿可伴有骨骼病变的表现。（　　）

10．良好的膳食习惯是预防与控制婴幼儿肥胖的关键。具体来说，应让患儿做到按时进餐，避免晚餐过饱，不吃夜宵，不吃零食，减慢进食速度，做到细嚼慢咽等。（　　）

11．为单纯性肥胖患儿提供的每日膳食的总能量应为正常体重婴幼儿的每日膳食能量需要量的 50% 左右。（　　）

12．当患儿出现营养性贫血时，应遵医嘱给予铁剂、维生素 B_{12} 和叶酸等进行治疗。（　　）

四、简答题

1．简述婴幼儿维生素 C 缺乏症的膳食管理措施。

2．简述婴幼儿缺铁性贫血的膳食管理措施。

3．简述婴幼儿单纯性肥胖的膳食管理措施。

4．简述婴幼儿锌缺乏症的膳食管理措施。

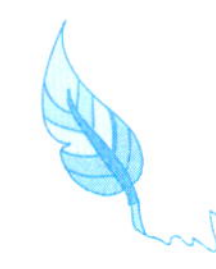

学思践悟

项目实践

婴幼儿营养性疾病膳食管理学习讨论会

【活动背景】

随着社会经济的发展和人们生活水平的提高，婴幼儿营养性疾病似乎已经从人们的视野中消失。但实际上，世界各处仍有大量婴幼儿饱受营养性疾病的困扰与折磨。

【活动内容】为提高同学们对婴幼儿常见营养性疾病膳食管理相关知识的掌握程度，请在班内开展一次主题为“保持警惕，我们在行动”的婴幼儿营养性疾病膳食管理学习讨论会，具体步骤如下：

（1）全班同学自行分组，以4～6人为一组，自行选出组长。

（2）各组分别选定一个相关婴幼儿常见营养性疾病膳食管理的研究内容与方向，并报给任课教师。

（3）组内分工，收集有关研究内容与方向的资料（如学术论文等）。收集完成后，组内进行整理、讨论，并总结为一份PPT。PPT中应至少包括对婴幼儿常见营养性疾病的新认识及相应的膳食管理措施等。

（4）各组派人依次上台讲解PPT，并与全班同学进行讨论。

回忆与总结

婴幼儿常见的营养性疾病有哪些？这些疾病的产生原因、临床表现和其患儿的膳食管理措施分别包括哪些内容？

学习感悟

（1）请写出本项目中令你印象深刻的内容。

____

____

____

（2）请写出在学习本项目的过程中受到的启发。

____

____

____

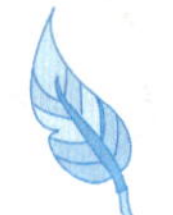

项目评价

全班同学每 5 人为一组，各组成员结合课前和课中的学习情况，以及实战演练和学思践悟的完成情况，按照表 6-3 的评价标准对本项目的学习效果进行自评和互评，并请任课教师进行总体评价。

表 6-3 项目考核评价表

考核内容	评价标准	分值	评价得分		
			自评分	互评分	师评分
知识与技能考核	了解婴幼儿常见营养性疾病产生的原因	5			
	熟悉婴幼儿常见营养性疾病的临床表现	10			
	掌握婴幼儿常见营养性疾病的膳食管理要求	15			
	能够为营养性疾病患儿做出正确的膳食指导	15			
过程与方法考核	课前积极搜集与婴幼儿常见营养性疾病相关的案例，并主动预习本项目的知识	15			
	认真思考项目导入中的问题，积极参与课堂互动活动，并踊跃发表自己的看法	10			
	积极地通过多种途径提升自己对本项目知识的掌握程度	10			
综合素养考核	具有作为托育行业从业人员的责任感	10			
	具有对婴幼儿无私奉献的大爱观	10			
总分（自评×30%＋互评×30%＋师评×40%）					

项目七

婴幼儿营养状况评估

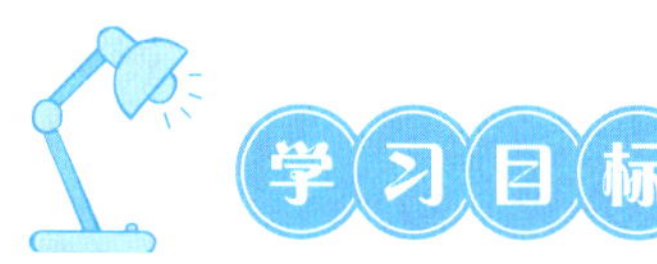

知识目标

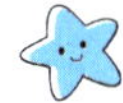 了解婴幼儿体格生长评价的流程。

 熟悉婴幼儿体格生长评价的内容、婴幼儿膳食状况调查的意义。

 掌握婴幼儿体格生长评价指标的测量方法、婴幼儿体格生长评价的方法、婴幼儿膳食状况调查的方法。

技能目标

 能够准确评估婴幼儿的营养状况。

素质目标

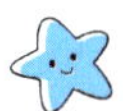 培养为婴幼儿生长发育保驾护航的责任感。

 树立科学、严谨、求实的工作态度。

项目导入

在参加“回报社会，我为人民做些事”社会公益活动时，有社区居民问小孙：“同学，如果我想了解孩子的营养状况，应该采取什么方法呢？”“您好，如果您想了解孩子的营养状况，可以从体格生长评价或膳食状况调查入手，您首先要准备……当然，您如果实在担心自己孩子的营养状况，可以带他去医院做一个专业的检查。”小孙回答道。

请思考：

（1）为什么体格生长评价可以反映婴幼儿的营养状况？

（2）婴幼儿体格生长的评价指标有哪些？

（3）婴幼儿膳食状况的调查方法有哪些？

探索一　婴幼儿的体格生长评价

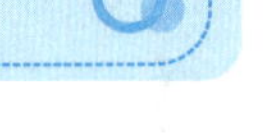

体格生长是指反映人体生长发育水平、营养状况和锻炼程度的状态。婴幼儿体格生长的主要评价指标包括身长（身高）、坐高、体重、头围、胸围、上臂围等。

通过定期测量婴幼儿的各项体格生长评价指标，并与同年龄、同性别婴幼儿的相应评价指标的标准值进行比较，可以判断婴幼儿的营养状况。如果婴幼儿的体格生长评价指标持续低于标准值，可能提示婴幼儿正处于营养不良的状态；相反，如果体格生长评价指标超过标准值的上限，可能提示婴幼儿正处于营养过剩的状态。

一、婴幼儿体格生长评价指标的测量方法

（一）婴幼儿身长（身高）测量法

身长是指平卧位时头顶到足跟的长度，身高是指站立位时头顶到足底的垂直高度，两者均是反映婴幼儿骨骼生长（线性生长）和长期营养状况的重要指标。婴幼儿身长测量法主要适用于2岁及以下婴幼儿，幼儿身高测量法主要适用于2岁以上幼儿。

讨论室

请思考：身长测量法与身高测量方法适用对象不同的原因是什么？

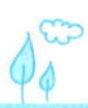

1. 婴幼儿身长测量法

测量工具：卧式测量床（见图 7-1）。

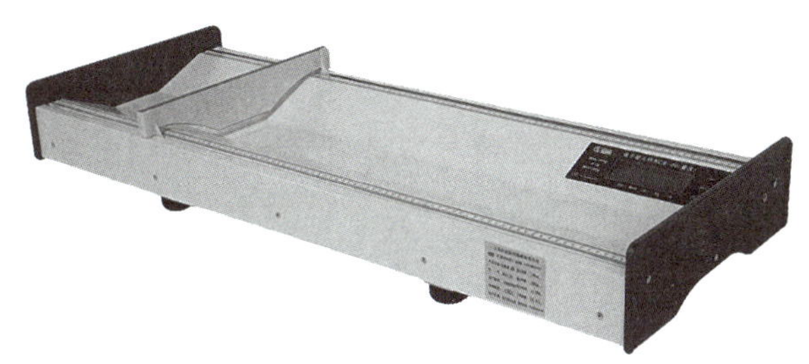

图 7-1　卧式测量床

测量方法：婴幼儿免冠、赤足，脱去厚衣裤，仰卧于卧式测量床上，头部接触标尺零点一端的床板。一人负责固定婴幼儿头部，另一人位于婴幼儿右侧，左手置于婴幼儿膝部，使其两腿并拢、伸直，右手移动滑板，使滑板紧贴婴幼儿双脚跟，当两侧标尺读数一致时，即可读取两侧标尺的数值并记录（精确至 0.1 cm）。

2. 幼儿身高测量法

测量工具：立柱式身高计（见图 7-2）。

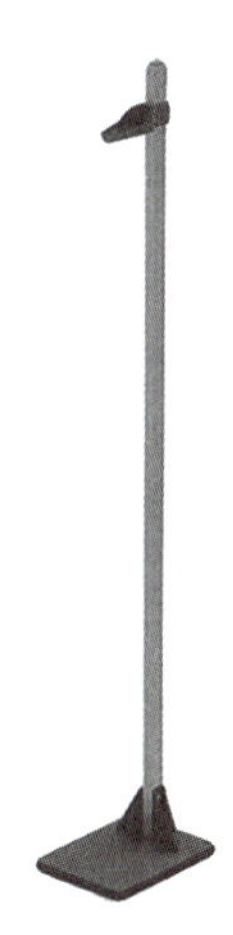

图 7-2　立柱式身高计

测量方法：幼儿免冠、赤足，取立正姿势站在踏板上，挺胸、收腹、两臂自然下垂，双膝并拢挺直，脚跟靠拢，脚尖分开约 60°，两眼平视正前方，头部保持正立位，脚跟、臀部和肩胛间区同时接触立柱。一人手扶滑板轻轻向下滑动至与幼儿头颅顶点相接触，观察幼儿姿势，确认姿势正确后读取滑板底面对应立柱所示数值并记录（精确至 0.1 cm）。

注意事项：① 读数时，眼睛应与滑板在同一水平面上。② 连续测量两次，取两次测量结果的平均值为最终结果。两次测量的误差应不超过 0.4 cm，若超过，则应重新测量。③ 婴幼儿身长（高）在一天内可有波动，一般清晨测量的身长（高）较下午测量的长（身高）约 1 cm。

（二）幼儿坐高测量法

坐高是指头顶到坐骨结节的长度。婴幼儿坐高测量法适用于 3 岁及以上幼儿。

测量工具：卧式测量床。

测量方法：幼儿免冠，脱去厚衣裤，仰卧于卧式测量床上，头部接触标尺零点一端的床板。一人负责固定幼儿头部，另一人左手提起幼儿两小腿，使其膝关节屈曲，骶骨紧贴卧式测量床底板，大腿与卧式测量床底板垂直，右手移动测量床滑板压紧婴幼儿臀部，当两侧标尺读数一致时读取标尺数值并记录（精确至 0.1 cm）。

（三）婴幼儿体重测量法

体重是指身体总重量（裸重），可在一定程度上体现婴幼儿骨骼、肌肉、皮下脂肪、内脏的重量及其增长的综合情况，是反映婴幼儿近期营养状况的重要指标。

1．2 岁及以下婴幼儿体重测量法

测量工具：经计量认证的体重秤，分度值≤0.01 kg。

测量方法：将体重秤平稳放置，校准并调零。婴幼儿空腹，尽量脱去全部衣裤，平稳地仰卧于体重秤上，四肢不与其他物体接触，如图 7-3 所示。待婴幼儿安静后，读取体重秤数值并记录（精确至 0.01 kg）。

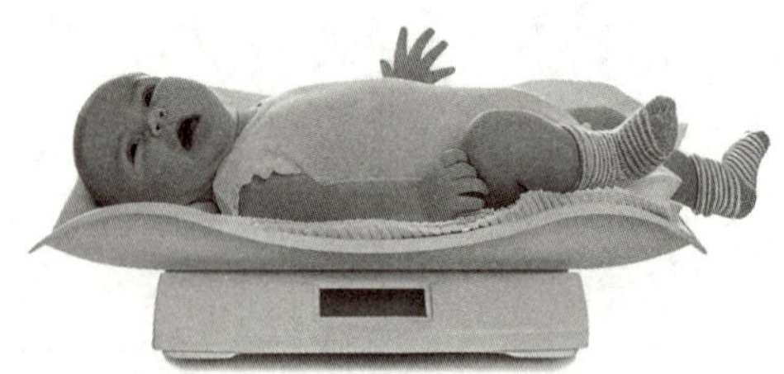

图 7-3　2 岁及以下婴幼儿体重测量法

注意事项：① 连续测量两次，取两次测量结果的平均值为最终结果。两次测量的误差应不超过 100 g，若超过，则应重新测量。② 若婴幼儿穿着贴身衣物测量，应减去衣物的重量。

2. 2岁以上幼儿体重测量法

测量工具：经计量认证的体重秤，分度值≤0.1 kg。

测量方法：将体重秤平稳放置，校准并调零。幼儿在清晨、空腹、排泄完毕的状态下，免冠、赤足，穿着贴身衣物平静地站立于体重秤踏板中央，以保证双下肢均匀负重。待体重秤数值稳定后读取体重秤数值并记录（精确至0.1 kg）。

注意事项：同2岁及以下婴幼儿体重测量。

（四）婴幼儿头围测量法

头围是指自眉弓上缘经枕外隆凸绕头一周的长度，可以表示头颅的大小。由于头围在婴幼儿出生后前3年可反映脑的快速发育状况，因此建议常规测量婴幼儿头围至3岁（至少到2岁）。

测量工具：无伸缩性的软尺（使用前应校正）。

测量方法：一人立于婴幼儿的前方，左手（或右手）拇指将软尺零点固定于婴幼儿头部右侧（或左侧）的齐眉弓上缘处，右手（或左手）持软尺沿顺时针（或逆时针）方向经枕外隆凸绕婴幼儿头部一周，回到零点处读取软尺数值并记录（精确至0.1 cm）。

注意事项：① 连续测量两次，取两次测量结果的平均值为最终结果。两次测量的误差应不超过0.4 cm，若超过，则应重测。② 测量时应使软尺紧贴皮肤，保持左右两侧对称，将长发婴幼儿的头发在软尺经过处向上下分开。

（五）婴幼儿胸围测量法

胸围是指平静呼吸时，自乳头下缘经肩胛骨下角点平绕胸部一周的长度。婴幼儿头围与胸围的关系如下：出生时头围比胸围长1～2 cm；到1岁左右时，头围与胸围基本相等，之后胸围开始超过头围；1岁至学龄前期，胸围约为头围与年龄相加后的数值再减1。胸围与肺、胸部的发育密切相关，是衡量胸廓、胸背肌肉、皮下脂肪和肺的发育程度的重要指标。

测量工具：无伸缩性的软尺（使用前应校正）。

测量方法：婴幼儿处于平静状态，取卧位或立位，双手自然平放或下垂，两眼平视前方。一人立于婴幼儿前方，左手（或右手）将软尺零点固定在婴幼儿右侧（或左侧）胸前乳头下缘，右手（或左手）将软尺从婴幼儿右侧（或左侧）沿顺时针（或逆时针）方向经两肩胛角下缘绕胸部一周回到零点处读取软尺数值并记录（精确至0.1 cm）。

注意事项：连续测量两次，取两次测量结果的平均值为最终结果。两次测量的误差应不超过0.4 cm，若超过，则应重测。

（六）婴幼儿上臂围测量法

上臂围是指上臂自然下垂时，经肩峰与鹰嘴连线的中点绕臂一周的长度。1岁以下婴幼儿的上臂围增长迅速，之后增长减慢。上臂围可反映上臂骨骼、肌肉、皮下脂肪的生长发育状况。

测量工具：无伸缩性的软尺（使用前应校正）。

测量方法：婴幼儿裸露整个手臂，自然下垂或平放。一人立于婴幼儿的一侧，左手（或右手）固定软尺零点于婴幼儿肩峰至鹰嘴连线的中点，右手（或左手）将软尺自然贴近婴幼儿皮肤顺时针绕臂一周，回到零点处读取软尺数值并记录（精确至 0.1 cm）。

注意事项：连续测量两次，取两次测量结果的平均值为最终结果。两次测量的误差应不超过 0.4 cm，若超过，则应重测。

讨论室

每 4 人组成一个小组，互相测量组员的身高、体重、头围、胸围和上臂围，观察组员的操作是否正确，若不正确，则予以纠正。组员全部操作完毕后，讨论操作心得，总结操作要点。

二、婴幼儿体格生长评价的内容

婴幼儿体格生长评价是指以正常婴幼儿体格生长数据为标准，评价个体或群体婴幼儿体格生长所处水平及其偏离标准值程度的过程。婴幼儿体格生长评价的内容包括生长水平评价、生长速度评价、匀称度评价等。

（一）生长水平评价

将婴幼儿某一年龄点所获得的某一项体格生长评价指标测量值（如身高或体重等）与参考人群值做比较，得到该婴幼儿在同年龄、同性别人群中所处的位置，即为该婴幼儿该项体格生长评价指标在此年龄的生长水平。

（二）生长速度评价

定期连续测量婴幼儿某一体格生长评价指标，该项评价指标在某一时间段的增长值，即为该婴幼儿该项体格生长评价指标在该时间段的生长速度，如一个月的体重增长值、一年的身高增长值等。生长速度评价可动态、纵向地观察婴幼儿的生长规律，可发现每个婴幼儿稳定的生长轨迹，体现个体差异性，能更加真实、直观地反映婴幼儿的生长情况。

在坐标图上，通过绘制婴幼儿某一体格生长评价指标与时间关系的曲线图形，可获得该婴幼儿该项体格生长评价指标的生长曲线。这种以生长曲线评价生长速度的方式既简单又直观，因此，婴幼儿需要定期进行体格生长检查。

（三）匀称度评价

匀称度反映婴幼儿体格生长评价指标之间的关系，可以综合评价婴幼儿的体格生长情况，包括体型匀称度和身材匀称度两种。

体型匀称度反映体型（形态）生长的比例关系，常用的指标有身高别体重（weight for height, WFH）及身体质量指数（body mass index, BMI）。身高别体重和身体质量指数均可以表示一定身高的相应体重增长范围，从而间接反映体型和身材的匀称度。不同的是，身高别体重适用于判断 2 岁以下婴幼儿是否存在营养不良或超重、肥胖，而身体质量指数适用于判断 2 岁及以上的幼儿是否存在营养不良或超重、肥胖。

身材匀称度可反映下肢生长状况，帮助判断婴幼儿内分泌及骨骼发育异常等疾病，常用的指标为坐高与身长（身高）的比值，结果以匀称、不匀称表示。

婴幼儿体格生长评价的方法

（一）标准差法

标准差法是指将个体或群体婴幼儿的体格生长评价指标数值与参考人群的算数平均数（即均值 $\overline{X}$ ）及标准差（standard deviation, *SD*）比较，以评价个体或群体婴幼儿体格生长状况的方法，是目前评价婴幼儿生长发育最常用的方法。标准差法的优点是列表简单、计算方便；缺点是非正态分布的数据易出现小的偏差。

标准差法利用标准差与均值相离的位置远近划分等级，如表 7-1 所示。

表 7-1　标准差法评价等级表

评价指标测量数值	评价结果
$\geqslant \overline{X}+2\,SD$	上
$\overline{X}+1\,SD \leqslant \cdot < \overline{X}+2\,SD$	中上
$\overline{X}-1\,SD \leqslant \cdot < \overline{X}+1\,SD$	中
$\overline{X}-2\,SD \leqslant \cdot < \overline{X}-1\,SD$	中下
$<-2\,SD$	下

例如，选择头围作为婴幼儿体格生长评价指标，在测得某男性婴幼儿的头围值后，先查看该头围值在 0～3 岁男性婴幼儿年龄别头围的标准差数值表（见表 7-2）中的位置，再结合标准差法评价等级表即可评价该婴幼儿的体格生长情况。

表 7-2　0～3 岁男性婴幼儿年龄别头围的标准差数值

单位：cm

年龄	−3 *SD*	−2 *SD*	−1 *SD*	中位数	+1 *SD*	+2 *SD*	+3 *SD*
0 月	30.4	31.7	33.0	34.3	35.6	36.9	38.3
1 月	33.4	34.6	35.8	37.0	38.2	39.4	40.6
2 月	35.7	36.8	37.9	39.1	40.2	41.4	42.6
3 月	37.1	38.2	39.3	40.5	41.6	42.8	44.1
4 月	38.1	39.3	40.4	41.6	42.8	44.0	45.3
5 月	39.0	40.2	41.3	42.5	43.8	45.0	46.3
6 月	39.8	41.0	42.1	43.4	44.6	45.9	47.2
7 月	40.5	41.7	42.8	44.0	45.3	46.6	47.9
8 月	41.1	42.2	43.4	44.6	45.9	47.2	48.5
9 月	41.5	42.7	43.9	45.1	46.4	47.7	49. 0
10 月	41.9	43.1	44.3	45.5	46.8	48.1	49.4
11 月	42.3	43.4	44.6	45.8	47.1	48.4	49.8
1 岁	42.5	43.7	44.9	46.1	47.4	48.7	50.1
1 岁 1 月	42.8	44.0	45.1	46.4	47.7	49.0	50.3
1 岁 2 月	43.0	44.2	45.4	46.6	47.9	49.2	50. 6
1 岁 3 月	43.2	44.4	45.6	46.8	48.1	49.4	50.8
1 岁 4 月	43.4	44.6	45.8	47.0	48.3	49.6	51.0
1 岁 5 月	43.6	44.7	45.9	47.2	48.5	49.8	51.2
1 岁 6 月	43.8	44.9	46.1	47.4	48.7	50.0	51.4
1 岁 7 月	43.9	45.1	46.3	47.5	48.8	50.2	51.6
1 岁 8 月	44.1	45.3	46.5	47.7	49.0	50.4	51.7
1 岁 9 月	44.3	45.4	46.6	47.9	49.2	50.5	51.9
1 岁 10 月	44.4	45.6	46.8	48.1	49.4	50.7	52.1
1 岁 11 月	44.6	45.7	47.0	48.2	49.5	50.9	52.3
2 岁	44.7	45.9	47.1	48.3	49.6	51.0	52.4
2 岁 3 月	45.0	46.2	47.4	48.7	50.0	51.3	52.7
2 岁 6 月	45.3	46.4	47.7	48.9	50.3	51.6	53.0
2 岁 9 月	45.5	46.7	47.9	49.2	50.5	51.9	53.3
3 岁	45.7	46.8	48.1	49.3	50.7	52.1	53.5

资料来源：《7 岁以下儿童生长标准》，中华人民共和国国家卫生健康委员会官网，2022 年 9 月 19 日，有改动。

注：年龄为整月或整岁。

（二）Z 评分法

Z 评分法

Z 评分法是指利用统计学方法，将标准差进行量化的一种方法。该方法是将个体的某体格生长评价指标测量值与参考人群的该指标平均数进行比较，计算两者的差值与参考人群该指标标准差的倍数，并将这一倍数作为评价的指标。

用 Z 评分法所得的倍数是围绕 0 点线上下波动的。0 表示个体测量值处于参考人群平均水平；正数表示个体测量值高于参考人群平均水平；负数表示个体测量值落后于参考人群平均水平。对于婴幼儿体格生长评价来说，倍数大于 2 或小于 −2 都说明该婴幼儿体格生长异常。

Z 评分法的优点是可用于不同质（不同性别、不同年龄或不同体格生长等）人群间的比较，且结果表示也较精确；缺点是计算复杂，故多用于科研工作。

（三）百分位数法

百分位数法是指将某体格生长评价指标测量值与参考人群该指标的某些百分位点的数据进行比较，再进行区间分级，以评价婴幼儿体格生长状况的方法。百分位数以 P_x 表示，x 表示特定的百分位。百分位数法的优点是可用于非正态分布数据，且评价精确；缺点是计算复杂。

百分位数法通常以 P_{50} 为中位数，其余百分位数为离散距，并以此来划分婴幼儿体格生长的等级，一般将 P_3、P_{25}、P_{75}、P_{97} 作为主百分位数，如表 7-3 所示。

表 7-3 百分位数法评价等级表

评价指标测量数值	评价结果
$\geq P_{97}$	上
$P_{75} \leq \cdot < P_{97}$	中上
$P_{25} \leq \cdot < P_{75}$	中
$P_3 \leq \cdot < P_{25}$	中下
$< P_3$	下

例如，选择身长（身高）作为婴幼儿体格生长评价指标，在测得某婴幼儿的身长（身高）值后，先查看该身长（身高）值在 0～3 岁男性婴幼儿年龄别年龄别身长（身高）的百分位数值（见表 7-4）中的位置，再结合百分位数法评价等级表即可评价该婴幼儿的体格生长情况。

表 7-4　0～3 岁男性婴幼儿年龄别身长（身高）的百分位数值

单位：cm

年龄	P_3	P_{10}	P_{25}	P_{50}	P_{75}	P_{90}	P_{97}
0 月	47.6	48.7	49.9	51.2	52.5	53.6	54.8
1 月	51.3	52.5	53.8	55.1	56.5	57.7	59.0
2 月	54.9	56.2	57.5	59.0	60.4	61.7	63.0
3 月	58.0	59.4	60.7	62.2	63.7	65.1	66.4
4 月	60.5	61.9	63.3	64.8	66.4	67.8	69.1
5 月	62.5	63.9	65.4	66.9	68.5	69.9	71.3
6 月	64.2	65.7	67.1	68.7	70.3	71.8	73.2
7 月	65.7	67.2	68.7	70.3	71.9	73.4	74.9
8 月	67.1	68.6	70.1	71.7	73.4	74.9	76.4
9 月	68.3	69.8	71.4	73.1	74.7	76.3	77.8
10 月	69.5	71.0	72.6	74.3	76.0	77.6	79.1
11 月	70.7	72.2	73.8	75.5	77.3	78.8	80.4
1 岁	71.7	73.3	74.9	76.7	78.5	80.1	81.6
1 岁 1 月	72.8	74.4	76.0	77.8	79.6	81.2	82.8
1 岁 2 月	73.8	75.4	77.1	78.9	80.7	82.4	84.0
1 岁 3 月	74.8	76.5	78.1	80.0	81.8	83.5	85.1
1 岁 4 月	75.8	77.5	79.2	81.0	82.9	84.6	86.3
1 岁 5 月	76.8	78.5	80.2	82.1	84.0	85.7	87.4
1 岁 6 月	77.7	79.4	81.2	83.1	85.0	86.8	88.5
1 岁 7 月	78.6	80.4	82.1	84.1	86.1	87.8	89.6
1 岁 8 月	79.6	81.3	83.1	85.1	87.1	88.9	90.6
1 岁 9 月	80.5	82.3	84.1	86.1	88.1	89.9	91.7
1 岁 10 月	81.4	83.2	85.0	87.0	89.1	90.9	92.7
1 岁 11 月	82.2	84.1	85.9	88.0	90.0	91.9	93.7
2 岁	82.4	84.2	86.1	88.2	90.3	92.2	94.0
2 岁 3 月	84.8	86.7	88.6	90.8	93.0	94.9	96.8
2 岁 6 月	87.0	88.9	91.0	93.2	95.4	97.4	99.4
2 岁 9 月	89.0	91.0	93.1	95.4	97.7	99.8	101.8
3 岁	90.9	93.0	95.1	97.5	99.9	102.0	104.1

资料来源：《7 岁以下儿童生长标准》，中华人民共和国国家卫生健康委员会官网，2022 年 9 月 19 日，有改动。

注：1．2 岁以下适用于身长，2～3 岁适用于身高。

2．年龄为整月或整岁。

（四）曲线图法

曲线图法是指将参考人群某体格生长评价指标的各个年龄段百分位数的数值或Z评分数值用统计学方法拟合为平滑曲线，形成某体格生长评价指标百分位数曲线或Z评分曲线作为标准曲线，并以此评价婴幼儿体格生长情况的方法。

使用曲线图法评价婴幼儿某体格生长评价指标时，可将婴幼儿某体格生长评价指标多个时间点的测量值或计算出的Z评分按照对应年龄（或月龄）连续地标记在坐标图上，并连成一条曲线，与标准曲线相比较，即可看出该婴幼儿的体格生长状况。

曲线图法的优点是直观、形象，不仅能准确、快速地反映婴幼儿的体格生长状况，还能通过连续追踪来获得婴幼儿的生长轨迹，从而及时发现婴幼儿生长偏离现象。

（五）简化法

简化法是指通过对比婴幼儿的体格生长评价指标测量值与一般标准参考值，来简单判断婴幼儿体格生长情况是否正常的一种评价方法。当无法获得参数表或生长曲线进行评价时，可根据简化法对婴幼儿体格生长进行初步评价。婴幼儿体格生长评价指标的一般参考标准如下：

（1）健康足月婴幼儿的体重标准：① 出生后第1个月的体重应增加1～1.7 kg；② 出生后3～4个月时的体重约等于出生时体重的2倍；③ 12月龄时的体重约等于出生时体重的3倍；④ 出生后第2年的体重应增加2.5～3.5 kg。

（2）健康足月婴幼儿的身长（身高）标准：① 出生后第1年，婴幼儿的身长应增加约25 cm；② 出生后第2年，婴幼儿的身长应增加10～12 cm；③ 2～6岁期间，婴幼儿每年身高应增加6～7 cm。

（3）健康足月婴幼儿的头围标准：① 出生后第1年的头围应增加约12 cm；② 出生后第2年的头围应增加约2 cm。

四、婴幼儿体格生长评价的流程

婴幼儿体格生长评价的一般流程如下：

（1）测量婴幼儿体格生长评价指标。

（2）使用相关生长标准或生长参考值进行评价。

（3）对体格生长异常的婴幼儿给予初步的诊断，并指导家长就医。

探索二　婴幼儿膳食状况调查

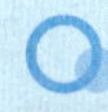

膳食状况调查是指获取调查对象在一定时间内，通过膳食所摄取的能量和各种营养素的数量和质量，以此来评价调查对象营养需求得到满足的程度的过程。通过膳食调查，可以了解婴幼儿的喂养情况、饮食行为、食物偏好，以及所摄入的能量和各种营养素的水平，从而全面、合理地评价婴幼儿的营养状况。

一、婴幼儿膳食状况调查的方法

（一）称重法

称重法是指通过使用各种测量工具，对某一饮食单位（如托育机构食堂等）或个人在一天中所消耗的各种食物进行称重，计算人均每日各种食物消耗的质量，以此来评价调查对象能量和各种营养素摄入情况的一种膳食状况调查方法。此方法多用于科研调查，如调查肥胖症、营养不良等患儿的膳食结构，调查某地区婴幼儿整体膳食水平等。

1. 实施步骤

（1）准备称量工具

称量工具主要包括秤和盛放食物的容器。称重前，应该先量出盛放食物容器的质量，并用记号笔标注在容器外面。

（2）称量食物的可食量

可食量是指食物可食部分的质量，以 kg 为单位，主要包括以下三种称量方法：

- 直接称量法：去除食物不可食部分后，直接称量可食部分的质量，如直接称取土豆去皮后的质量。
- 间接称量法：称量食物总重量和不可食部分的质量，两者相减计算出食物的可食量。例如，先称量香蕉和包装箱的质量，再称量丢弃的香蕉皮和包装箱的质量，最后两者相减计算香蕉的可食量。
- 估算法：有些食物（如排骨、整鸡等），不可食部分不易去除和收集，可先称出食物的总重量，再乘该食物的可食部分质量占食物总质量的百分比（如鸡的平均可食部分质量占鸡总质量的 66%），即可估算出该食物的可食量。

（3）称量食物的熟后量

熟后量是指食物加工后的质量，以 kg 为单位。称量时，将加工后的食物放在容器内，用测得质量减去容器的质量，即为熟后量。

（4）称量食物的剩余量

剩余量是指每餐结束后，没有吃完的食物的质量，以 kg 为单位。称量时，先将剩余食物用容器收集，再用测得质量减去容器质量，即为该食物的剩余量。

（5）记录用餐人数

汇总各年龄段婴幼儿的用餐人数。在托育机构中，一般按照 6 月龄～1 岁、1～2 岁、2～3 岁等进行划分。

（6）计算、分析

记录可食量、熟后量、剩余量和各年龄段婴幼儿用餐人数，计算食物的人均食用量，以及食物加工后某种营养素的保留量。将人均食用量与某种营养素的保留量相乘，即可得到某年龄段某种营养素的人均摄入量。

人均食用量＝（熟后量－剩余量）÷用餐人数

营养素保留量＝（熟后量/可食量）×每百克该食物中某营养素的占比

首先，将计算得到的某种营养素的人均摄入量与《中国居民膳食营养素参考摄入量（2023 版）》中相应的值做对比，即可得出调查对象的某种营养素摄入情况；其次，将计算出的三种产能营养素的人均摄入量分别与各产能营养素的能量系数相乘，并将计算出的三个数值相加，即可得出人均能量摄入量；最后，综合考虑调查对象的能量摄入情况和营养素摄入情况，即可得出调查对象膳食状况不良或膳食状况正常的结论。

此外，单独调查一位婴幼儿的膳食状况的步骤与上述步骤相同，只需在第五步记录为 1 人即可。

2. 优缺点

称重法的主要优点是能够准确地称量食物的质量，从而获得可靠的食物摄入量，是膳食状况调查较理想的方法；缺点是反复称重可能会干扰被调查对象的饮食习惯，增加被调查对象的负担。

（二）记账法

记账法常用于托育机构中的膳食管理，是指记录一定时期内托育机构食堂的食物消耗总量，通过查看食物消耗量记录，并根据同一时期进餐人数，计算平均每人每日各种食物的摄入量，进而推算食物所提供的能量和营养素量。这种方法可以调查较长时间的膳食状况，如 1 个月或更长时间。

1. 实施步骤

（1）记录食物消耗量

首先，称量托育机构库存的各种食物；其次，详细记录每日各种食物的购入量和每日各种食物的废弃量；最后，计算每日各种食物的消耗量并记录。

（2）登记进餐人数

记录每日每餐进餐人数，以及进餐婴幼儿的性别、年龄等。根据一段时间内各种食物的消耗量和进餐人数，计算每人每日各种食物的摄入量，并按照食物成分表或借助相关软件，计算这些食物所提供的能量和营养素量。

2. 优缺点

记账法的优点是操作较简单、所需费用低、耗费人力少；缺点是调查结果只能反映集体人均食物和营养素摄入量，难以分析婴幼儿个体食物和营养素的摄入状况。

常见食物成分表

讨论室

除了上述两种膳食状况调查方法外，常用的膳食状况调查方法还有回顾法和食物频率法。请同学们查阅相关资料，了解这两种方法的实施步骤，并就其各自的优缺点展开讨论。

二、婴幼儿膳食状况调查的意义

（一）婴幼儿个体膳食状况调查的意义

1. 有助于评估婴幼儿的营养摄入情况

婴幼儿的生长发育需要充足的营养。膳食状况调查能够帮助喂养者评价婴幼儿能量和各种营养素的摄入情况，了解其是否存在营养不良、微量营养素缺乏（如铁、维生素 D 等）等问题。

2. 有助于优化婴幼儿喂养方案

婴幼儿的喂养方案（如母乳喂养、配方奶喂养、辅食引入时间与种类等）对其生长发育至关重要。膳食状况调查能够帮助喂养者了解婴幼儿的实际膳食情况，调整母乳和配方奶的比例、辅食的种类及喂养时间，优化喂养方案，以确保婴幼儿的营养需求得到充分的满足。

3. 有助于促进婴幼儿健康成长

婴幼儿的膳食状况与其成年后患多种慢性病（如肥胖症、糖尿病、心血管疾病等）的风险密切相关。膳食状况调查能够帮助喂养者识别婴幼儿膳食中有关这类疾病发生的风险因素（如膳食中过多的添加糖、盐等，可增加糖尿病、高血压等的患病风险），从而及时对膳食方案做出调整，以促进婴幼儿的健康成长。

（二）托育机构膳食状况调查的意义

1. 有助于提升托育机构膳食质量

托育机构提供的膳食需要满足婴幼儿生长发育的需求。膳食状况调查可以帮助托育机构评价自身提供的食物是否多样、营养是否均衡，以确保托育机构内婴幼儿摄入足够的蛋白质、脂肪、碳水化合物、维生素、矿物质等。

此外，膳食状况调查还能够帮助托育机构发现膳食方案中可能存在的问题，如饮食结构单一、提供过多的加工食品、缺乏新鲜蔬菜和水果等，从而提升托育机构的膳食质量。

2. 有助于提升托育机构营养管理水平

对托育机构的膳食状况调查可以为相关部门（如教育部门、卫生部门或托育机构本身的营养部门）提供数据支持，帮助监督和改善托育机构的膳食管理和营养计划，确保所有婴幼儿在托育期间都能获得充分、科学的营养支持。

3. 有助于提升家长的信任度与满意度

家长对托育机构的信任度与满意度往往与机构提供的膳食质量密切相关。膳食状况调查可以帮助托育机构及时调整膳食计划，改进膳食服务，提高家长的信任度和满意度，增强机构的竞争力。

4. 有助于优化机构膳食供应链与资源配置

膳食状况调查能够帮助托育机构评价采购食物的质量，进而促使托育机构合理规划食物采购，确保食物供应的质量和多样性，以及减少单一种类食物的使用，避免托育机构内婴幼儿营养素摄入的缺失。

实战演练

一、不定项选择题

1. 下列有关 2 岁以下婴幼儿身长测量法的表述中，错误的是（　　）。
   A. 测量时，婴幼儿应处于仰卧位
   B. 冬季测量时可不脱去婴幼儿的鞋帽和厚衣裤
   C. 测量时，婴幼儿应两腿平行伸直、双膝并拢
   D. 测量时，婴幼儿头部应接触测量床标尺零点一端的床板
2. 幼儿测量身高时，应（　　）。
   A. 取立正姿势，站在身高计踏板上　　B. 两臂自然下垂
   C. 双膝并拢挺直　　D. 头部保持正立位

3．坐高是指头顶到（　　）的长度。

A．腰部　　B．坐骨结节　　C．大腿根部　　D．臀部

4．婴幼儿测量体重时，应满足的条件是（　　）。

A．熟睡时　　B．空腹　　C．午休后　　D．饱餐后

5．下列有关婴幼儿头围及其测量法的表述，正确的是（　　）。

A．头围是指自眉弓上缘经枕外隆凸绕头一周的长度

B．头围在婴幼儿出生后前 5 年可反映脑的快速发育状况

C．应连续测量两次，取两次测量结果的平均值为最终结果

D．测量时，应保证软尺与婴幼儿皮肤之间留有空隙

6．下列有关婴幼儿胸围及其测量法的表述，错误的是（　　）。

A．胸围是指平静呼吸时，自乳头下缘经肩胛骨下角点平绕胸部一周的长度

B．出生时婴幼儿的胸围比头围长 1～2 cm

C．婴幼儿应双手自然平放或下垂，两眼平视前方

D．两次测量的误差应不超过 0.4 cm

7．下列选项中，不属于匀称度评价的常用指标的是（　　）。

A．身高别体重　　B．年龄别体质指数

C．坐高与身长（身高）的比值　　D．身材匀称度

8．下列选项中，属于婴幼儿体格生长评价方法的是（　　）。

A．标准差法　　B．Z 评分法　　C．简化法　　D．曲线图法

9．下列选项中，不属于体格生长评价流程的是（　　）。

A．测量婴幼儿体格生长评价指标

B．询问婴幼儿的一日三餐情况

C．使用相关生长标准或生长参考值进行评价

D．对体格生长异常的婴幼儿，给予初步的诊断，并指导家长就医

10．下列选项中，不属于婴幼儿膳食状况调查意义的是（　　）。

A．有助于评估婴幼儿的营养摄入情况

B．有助于了解婴幼儿的膳食开销

C．有助于优化婴幼儿的喂养方案

D．有助于促进婴幼儿健康成长

二、填空题

1．体重是指身体的总重量（裸重），可在一定程度上体现婴幼儿________、________、________、内脏的重量及其增长的综合情况，是反映婴幼儿近期营养状况的重要指标。

2．胸围是指平静呼吸时，自________的长度。

3. 测量上臂围时，婴幼儿应裸露整个手臂，自然下垂或平放。测量者位于婴幼儿的一侧，左手固定软尺零点于婴幼儿________至________连线的中点，右手将软尺自然贴近皮肤绕臂一周。

4. 体格生长评价的内容包括________、________、________等。

5. 称重法是指通过各种测量工具对某一饮食单位（如托育机构食堂等）或个人在一天中所消耗的各种食物进行称重，计算________的质量，以此来评价调查对象能量和各种营养素摄入情况的一种膳食状况调查方法。

6. ________是指食物加工后的质量。

7. ________是指将参考人群某体格生长评价指标的各个年龄段________的数值或________数值用统计学方法拟合为平滑曲线，形成某体格生长评价指标________曲线或________曲线作为标准曲线，并以此评价婴幼儿体格生长情况的方法。

8. ________是指将个体或群体婴幼儿的体格生长评价指标数值与参考人群的算数平均数 $\overline{X}$ 及________（*SD*）比较，以评价个体或群体婴幼儿体格生长状况的方法，是目前评价婴幼儿生长发育最常用的方法。

三、判断题

1. 由于头围在婴幼儿出生后前 3 年可反映脑的快速发育状况，因此建议常规测量婴幼儿头围至 3 岁（至少到 2 岁）。（ ）

2. 3 岁以上婴幼儿的上臂围增长迅速，之后增长减慢。（ ）

3. 百分位数法的优点是可用于非正态分布数据，且评价精确；缺点是计算复杂。（ ）

4. 胸围与肺、胸部的发育密切相关，是衡量胸廓、胸背肌肉、皮下脂肪、肺的发育程度的重要指标。（ ）

5. 生长速度评价可动态、纵向地观察婴幼儿的生长规律，可发现每个婴幼儿稳定的生长轨迹，体现个体差异性，能更加真实、直观地反映婴幼儿的生长情况。（ ）

6. 将婴幼儿某一年龄点所获得的某一项体格生长评价指标测量值（如身高或体重等）与参考人群值做比较，得到该婴幼儿在同年龄、同性别人群中所处的位置，即为该婴幼儿该项体格生长评价指标在此年龄的生长水平。（ ）

四、简答题

1. 简述婴幼儿膳食状况调查方法中称重法的实施步骤和优缺点。

2. 简述婴幼儿膳食状况调查方法中记账法的实施步骤和优缺点。

3. 简述托育机构膳食状况调查的意义。

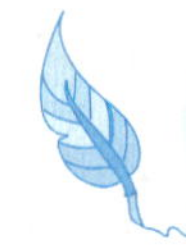

学思践悟

项目实践

我为民众做实事——婴幼儿社区志愿服务工作

【活动背景】

随着社会经济的发展和人们生活水平的提高，家长对婴幼儿营养状况的重视程度不断提升，越来越多的家长学会了对照生长曲线图来评估自己孩子的生长情况。但是，由于家长常缺乏正确、科学的指导，因此可能会做出一些错误的判断，进而对婴幼儿的营养状况造成一些不良的影响。

【活动内容】请全班同学在任课教师的带领下，到学校周边社区为当地居民提供婴幼儿营养状况评估服务。提供服务时，同学们应做到：

（1）服务耐心、友善。

（2）测量迅速、准确。

（3）评估科学、合理。

回忆与总结

哪些指标可以用来评估婴幼儿的体格生长状况？如何对婴幼儿进行膳食状况调查？

学习感悟

（1）请写出本项目中令你印象深刻的内容。

（2）请写出你在学习本项目的过程中受到的启发。

____

____

____

项目评价

全班同学每 5 人为一组，各组成员结合课前和课中的学习情况，以及实战演练和学思践悟的完成情况，按照表 7-5 的评价标准对本项目的学习效果进行自评和互评，并请任课教师进行总体评价。

表 7-5 项目考核评价表

考核内容	评价标准	分值	评价得分		
			自评分	互评分	师评分
知识与技能考核	了解婴幼儿体格生长评价的流程	10			
	熟悉婴幼儿体格生长评价的内容、婴幼儿膳食状况调查的意义	10			
	掌握婴幼儿体格生长评价指标的测量方法、婴幼儿体格生长评价的方法、婴幼儿膳食状况调查的方法	15			
	能够准确评估婴幼儿的营养状况	15			
过程与方法考核	课前积极搜集与婴幼儿营养状况评估相关的案例，并主动预习本项目的知识	10			
	认真思考项目导入中的问题，积极参与课堂互动活动，并踊跃发表自己的看法	10			
	积极地通过多种途径提升自己对本项目知识的掌握程度	10			
综合素养考核	具有为婴幼儿生长发育保驾护航的责任感	10			
	树立科学、严谨、求实的工作态度	10			
总分（自评×30%+互评×30%+师评×40%）					

参考文献

[1] 顾晨华，周洁，甘露．婴幼儿营养与膳食管理［M］．上海：上海交通大学出版社，2023．

[2] 杨海河，游川．0～3 岁婴幼儿营养与喂养［M］．北京：北京师范大学出版社，2020．

[3] 李海芸，江琳．婴幼儿营养与膳食管理［M］．2 版．北京：北京师范大学出版社，2020．

[4] 沈健，余高妍．幼儿营养与膳食管理［M］．上海：华东师范大学出版社，2023．

[5] 张婷婷，刘芳，刘欣．婴幼儿营养与膳食管理［M］．北京：中国人民大学出版社，2022．

[6] 康松玲，贺永琴．婴幼儿营养与喂养［M］．上海：上海科技教育出版社，2017．

[7] 王洁玉．婴幼儿营养喂哺与健康成长［M］．北京：科学出版社，2018．

[8] 宋媛．0～3 岁婴幼儿营养与喂养［M］．上海：华东师范大学出版社，2021．